Ender's
**Homöopathie
für Kinder**

Enders'
Homöopathie
für Kinder

- Behandeln Sie Krankheiten sanft
  und ohne Nebenwirkungen
- Wie Sie die seelische und körperliche
  Entwicklung Ihres Kindes fördern
- So finden Sie schnell und sicher
  die richtige Arznei

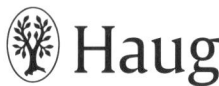

Die Deutsche Bibliothek – CIP-Einheitsaufnahme: Ein Titeldatensatz für diese Publikation ist bei Der Deutschen Bibliothek erhältlich.

© 2002 Karl F. Haug Verlag in MVS Medizinverlage Stuttgart GmbH & Co. KG, Postfach 30 05 04, 70445 Stuttgart

Die Ratschläge und Empfehlungen dieses Buches wurden von Autor und Verlag nach bestem Wissen und Gewissen erarbeitet und sorgfältig geprüft. Dennoch kann eine Garantie nicht übernommen werden. Eine Haftung des Autors, des Verlages oder seiner Beauftragten für Personen-, Sach- oder Vermögensschäden ist ausgeschlossen.

Lektorat: Dr. Elvira Weißmann-Orzlowski
Bearbeitung: Katharina Sporns
Fotos: StockByte
Titelbild: Corbis Bildagentur

Umschlaggestaltung und grafisches Konzept:
Cyclus · Visuelle Kommunikation, Stuttgart
Druck und Verarbeitung: Westermann Druck, Zwickau GmbH

ISBN 3-8304-2079-X
1 2 3 4 5

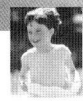

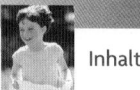

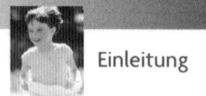

Einleitung

Hinweis

Dieses Büchlein ist sicherlich unvollständig. Es ist jedoch ein einfaches Lesebuch für Mütter, für Erziehende, die sich der Homöopathie verschreiben, und für Studierende der Homöopathie, die noch des Mutes bedürfen, um die Kindsituation und Familienstruktur besser zu verstehen und um ihre kleinen Patienten umgehend mit homöopathischen Arzneien zu versorgen.

Die aufgeführten Störungen und ihre eventuellen Folgen sind meist altersbezogen, das heißt vom Beginn des Lebens bis zum einschneidenden Wechsel in die Pubertät, also von der unbewussten ICH-Beziehung bis zur bewusst werdenden DU-Beziehung. Aufgeführt sind Beschwerden wie Husten, Fieber und akute Entzündungen, die allgemeiner Natur sind. Die empfohlenen Anwendungen haben sich bewährt. Vergessen wir jedoch nicht, dass jede offenbare und äußerliche Erscheinung nur eine Spur zur Tiefe des Kindes ist.

INFO

Bei jedem Zweifel in der Entscheidung ziehen Sie bitte einen erfahrenen Homöopathen zu Rate.

Was ist Homöopathie?

(→ „Homöopathie – eine Einführung in Bildern", siehe Literatur S. 207)

- Name

Der Begriff Homöopathie setzt sich aus zwei griechischen Wörtern zusammen: *homoion* für ähnlich und *pathos* für Leiden. Das bezieht sich auf den uralten Grundsatz der Medizin, dass Ähnliches mit Ähnlichem geheilt werden kann und soll. Hahnemann hat vor 200 Jahren diesen Grundsatz neu entdeckt, für seine Heilweise neu belebt und wurde so zum Begründer der Homöopathie. Die bisher bekannte Medizin nannte er Allopathie.

- **Grundsätze**

Ähnlichkeit: „Similia similibus curentur." Jede konzentrierte, wirksame Substanz erzeugt im gesunden Menschen eine ihrer Art eigene Krankheit. Je wirksamer, desto heftiger. Das wissen wir von Vergiftungen. Ein Wirkstoff, der nun bei einem Gesunden solche krankhaften Erscheinungen erzeugt, heilt jenen kranken Menschen, dessen Störungen den krankhaften Erscheinungen des Wirkstoffes ähnlich sind.

Arzneiprüfung: Also prüften Hahnemann und seine ärztlichen Nachfolger viele natürliche Wirkstoffe an einigermaßen gesunden Menschen und nicht – wie in der Medizin üblich – an Tieren. Aus den Ergebnissen dieser Prüfungen, die auch heute immer wieder neu durchgeführt werden, formt sich ein für jeden Wirkstoff eigenes Bild, das wir Arzneibild nennen und das dem Erscheinungsbild des kranken Menschen ähnlich ist.

Potenzierung: Um allerdings Giftigkeit, Nebenwirkungen und Verschlimmerungen zu vermeiden, wird der Wirkstoff so lange verrieben und verschüttelt, bis sein krankmachender Reiz in einen heilenden Reiz umschlägt. Dadurch werden in dem Wirkstoff Kräfte frei, die durch eine bloße „Verdünnung", wie sie die Spötter gern bezeichnen, nicht vorhanden sind.

Was bedeutet Krankheit?

- **Erklärungsversuch**

Der Schöpfer hat uns Menschen als einmalige, unwiederbringliche, unteilbare Individuen geschaffen. Das ist etwas Absolutes. Jedem ist etwas Besonderes gegeben, das nur ihn auszeichnet. Den Rest haben wir mit vielen anderen Menschen gemeinsam. Das verstehen wir, denn wenn wir das Bild der Arznei dem Bild des Menschen gleichsetzen, wie Homöopathen das tun, dann passt eine Arznei ja zu vielen Menschen.

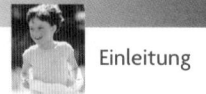

Wie ist das nun, wenn wir krank sind? Sind wir dann immer noch unteilbar? Unteilbar sind wir. Aber das Ganze beginnt zu wackeln, zu rütteln und droht auseinanderzufallen, falls wir und der betreuende Behandler nichts dagegen tun. Das Wackeln, das Rütteln, die Drohung auseinanderzufallen geben dem Kind den Namen oder genauer: der Krankheit die Diagnose. Das klingt schlüssig. Denn wären wir immer ganz, wären wir vollkommen. Wer rühmt sich dessen schon?

Vollkommenheit widerspräche der Geschichte vom verlorenen Paradies, das uns die Unvollkommenheit in den Rucksack packte. Das heißt andersherum: Wenn wir einem Menschen begegnen, sollen wir ihn als Ganzes betrachten. Wie den Mond, der immer rund und voll ist. Ist der Mensch krank, dann ist der Mond nur halbvoll oder viertelvoll. Und das restliche Dunkel ist seine Diagnose, seine Störung, seine Beschwerde, welcher er sich stellen muss, um sie mit Hilfe innerer Kraft oder eventuell mit einer Arznei zu überwinden. Denn der Mond ist trotzdem immer rund und voll.

• Auslösung

Also ist irgendwann etwas schief gelaufen: Durch inneren oder äußeren Anstoß wurde die Zelle – als kleinstes Symbol unserer Ganzheitlichkeit – in ihrer natürlichen Funktion gestört. Sei es durch eine erworbene seelisch-geistige Veranlagung seitens der Eltern (Erbanlagen, Diathese) oder durch seelische Traumen während der Schwangerschaft von der Empfängnis bis zur Geburt oder im frühen Kindesalter. Sei es durch diagnostische oder therapeutische Eingriffe bei der werdenden Mutter oder vom Beginn des Kindeslebens an. Ein solches Ereignis nennen wir Auslösung.

Jedes Kind reagiert anders auf eine Auslösung. Das entscheidet die Fähigkeit oder Unfähigkeit seiner Anpassung an ein äußeres oder inneres Geschehen, was sowohl die Individualität seiner Reizantwort, also die Art und Weise auf Ereignisse zu antworten, als auch die Arzneiwahl veranlassen.

• Modalitäten

Nachdem Sie von Ihrem Kind den Ort der Schmerzen, das WO, erfahren haben, beschreiben die Modalitäten einerseits die Art der

Schmerzen, die Einflüsse aus der Umwelt, das WIE. Zum anderen verdeutlichen sie die äußeren oder inneren Umstände, die das Leid Ihres Kindes verbessern, lindern, besänftigen oder verstärken, verschlimmern, das WANN. Durch die Modalitäten lernen Sie auf einfache Weise, sich selbst und Ihrem Kind zu begegnen. Indem Sie nichts anderes tun als hinschauen und hinhorchen auf das uns Umgebende, wie Wetter, Zeiten und Gezeiten, wie Kühle und Wärme, Lage und Bewegung, Lärm und Ruhe, Licht und Finsternis, Zuhause und auf Reisen, Essen und Trinken, um nur einige zu nennen. Das erfahren Sie, indem Sie dann in Ihr Kind hineinschauen und hineinhorchen auf das, was die Einflüsse und Umstände in ihm verändern.

Damit aber die Modalitäten für Ihre Arzneiwahl wesentlich werden, müssen sie in Ihrem leidenden Wesen zutiefst schmerzliche oder höchst erfrischende Veränderungen hervorrufen. Ein „Jo, eigentlich schon" können Sie vergessen; ein „Jaaa, das muss ich dir sagen!" verdient höchste Beachtung.

Die Modalitäten begriffen zu haben, sie verinnerlicht zu haben, bedeutet die erste wahrliche Begegnung mit unserem Selbst und mit dem Selbst der anderen. Dabei lernen wir, die Dinge so anzunehmen, wie sie für uns selbst und für die anderen nun mal sind. Sie müssen ja nicht ewig so bleiben!

● Krankengeschichte (Anamnese)

Diagnose: Dieses Besondere, Auffallende, Eigenartige eines Persönlichkeitsprozesses aufzudecken, ist das Ziel unserer homöopathischen Begegnung. Letztere gilt es zu erforschen, um eine Arzneidiagnose durchführen zu können. Unter Einbezug der Tatsache, dass heute fast jedes Kind verschleimt ist und jedes dritte Kind an Neurodermitis leidet, steht aber eine Auflistung von Diagnosen im Widerspruch zur Individualität des Kindes.

Therapie: Bewährte Anwendung: Trotz dieses Wissens sind Sie im Alltag aufgefordert, sich an Diagnosen und Beschwerden zu orientieren, um für rasche Hilfe zu sorgen. Zu solchem Behufe hat uns die Homöopathie im Laufe der letzten 200 Jahre bewährte Anwendungen der Arznei geschenkt, die wir unbedenklich einsetzen

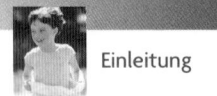

dürfen. Also: kein schlechtes Gewissen produzieren! Eine für Ihr Kind gut gewählte Arznei erlöst es immer auf bestimmte Weise von einer Belastung, einem Leid, einer inneren Not, was sich als Überwindung dieses Zustandes kundtut. Früher oder später!

Person des Kindes

• Diathese

Das erste Erbe, das Gestern, vermachen wir unseren Kindern, wenn sie geboren werden. Homöopathen nennen das die Anlage oder Diathese. Lesen Sie weiter bei „Erbbelastung".

• Konstitution

Nach der Geburt hängt es von der Gnade oder Ungnade der Erwachsenenwelt ab, ob unsere Kinder sich aufrichten dürfen, ob sie reifen können. Oder ob sie unaufrichtig und unreif bleiben müssen. Das ist das zweite Erbe, das Heute, auf das sich ihr Morgen stützt. Homöopathen nennen das die Verfassung oder Konstitution.

• Erbbelastung

Das Leben unserer Vorfahren und das Leben von uns Großen heute sind es, die unsere Kinder stark oder schwach machen, selbstsicher oder unzulänglich, erträglich oder unvollkommen. Manchmal wirkt aber das erste Erbe sehr kräftig in ihnen, auch beim allerbesten Willen von uns Großen. Es blockiert ihre Entwicklung. Und genau dafür sind die Erbnosoden gedacht, um den Block aufzubrechen wie einen Staudamm. Erbnosoden sind Arzneien wie andere auch. Nur sind sie nicht aus der Natur gewonnen, sondern von kranken Menschen oder kranken Tieren mit schweren erblichen oder übertragbaren Krankheiten. Die drei wichtigsten Erbkrankheiten sind die Tuberkulose, der Tripper, die Syphilis. Die drei entsprechenden Arzneien sind: Tuberculinum bovinum, Medorrhinum, Luesinum. Sie werden in der Regel nicht unter D200 verordnet.

Arznei

• Wie wird die Arznei hergestellt?

Nach den oben erwähnten Grundsätzen wird die homöopathische Arznei seit 200 Jahren unverändert hergestellt. Sie ist nicht von Menschen erfunden, sondern sie stammt aus allen Bereichen der Natur, aus pflanzlichen, mineralischen und tierischen Wirkstoffen. Mit Alkohol oder Milchzucker wird sie zu Tropfen, Tabletten oder Kügelchen (Globuli) aufbereitet. Eine ähnlich dauerhafte Gültigkeit von Arzneiherstellung und Heilgesetzen kann keine andere medizinische Methode bisher von sich behaupten.

Die meisten Arzneien werden in allen drei Darreichungen angeboten. Einige Arzneien, vor allem Säuren (Acidum ...), Phosphorus, Bromum, Petroleum sind nur flüssig haltbar, die metallischen Arzneien sind erst ab D8 flüssig oder in Globuli erhältlich, davor nur in Tablettenform.

• Wie und wo bewahre ich die Arznei auf?

Hersteller vertreiben die Arzneien in dunklen Fläschchen, damit kräftige Lichteinwirkung keinen zerstörenden Effekt zeitigen kann. Sollten Sie also Kügelchen von Ihrem Behandler oder von Ihrer Nachbarin bekommen, bewahren Sie diese im Dunkeln, am besten in einer Schublade auf, die Sie eigens für Arzneien bestimmt haben.

• Welche Potenz verwende ich?

Die Wahl der Potenzhöhe ist grundsätzlich eine Frage des persönlichen Vermögens des Behandlers. Ihnen als Anfänger empfehle ich, sich durchweg mit Potenzhöhen im Bereich bis D12 zu bedienen, bei Benutzung dieses Buches situativ auch D30 als Bedarfsgabe, wie im Text angegeben. Dabei kann nichts schief laufen, und – gut gewählt – wird die Arznei immer (!) erfolgreich wirken.

Mit zunehmender Sicherheit, die uns das Vertrauen in die Arznei und in ihre Wirkung schenkt, greifen wir zu höheren und zu Höchstpotenzen. Ihre Verabreichung ist elegant und ihre Reaktion eklatant. Selbst oder gerade bei akuten Störungen scheue ich mich

INFO

Alle Arzneien sind nur in der Apotheke vorrätig (apothekenpflichtig). Sie brauchen jedoch nicht vom Arzt verschrieben zu werden (nicht verschreibungspflichtig), können also jederzeit ohne Rezept erworben werden.

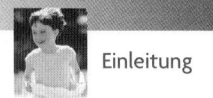

nicht, eine D200 täglich einmal oder mehrmals bis zur subjektiv empfundenen Besserung zu verordnen. Den Anfängern und Puristen seien, wie folgt, allgemeine Regeln an die Hand gegeben:

Tiefpotenzen (Ø bis D4): Ihr Einsatz gilt den organischen und gewebsbezogenen Störungen, besonders beim akuten Bedarf. Urtinkturen (= Ø) und Arzneien bis D3 werden nur bei ungiftigen Wirkstoffen benutzt wie zum Beispiel Camphora bei Erkältung oder Kollaps, Crataegus bei beginnender Herzinsuffizienz. Jede Arznei besitzt eine ihr eigene Grenze der Giftigkeit. Das ist jene Potenzhöhe, bei der die Giftwirkung in eine Heilwirkung umschlägt. So ist Arsenicum album erst ab D6 handelsüblich. Lachesis und Phosphor sollten wir wegen Blutungsgefahr nicht unter D12 verordnen.

Mittelpotenzen (D6 bis D12): Sie decken das Reich der funktionellen Störungen ab. Das sind jene Beschwerden, bei denen wir oder die Klinik noch keine sichtbare Veränderung an Organen, Systemen und Geweben feststellen können: die Vielfalt der „psychosomatischen Syndrome" oder der klinischen „Simulanten". So oder so sind sie gerechtfertigte Hilferufe eines Leidenden, da die Verstofflichung der Störung noch nicht eingetreten ist. Damit bietet sich uns eine größere Chance, therapeutisch einzugreifen. Sie sind auch die Potenzen der Wahl, wenn die Reaktionskraft eines Patienten, sein Vermögen, einem Reiz zu antworten, durch Schwäche, Erschöpfung oder therapeutische medikamentöse Überschüttung vermindert ist.

Hochpotenzen (D30 bis XM): Eine D30 oder C30 darf bei bestimmten Auslösungen wie Fieber, akuten Sorgen, Koliken usw. ohne Bedenken einmalig oder einmal täglich bis zur Besserung gegeben werden. Ab D200/C200 – das ist die nächste übliche Potenz – sind Hochpotenzen im Allgemeinen für Störungen im seelischgeistigen Bereich der Person reserviert, was bei einer konstitutionellen, personenbezogenen Behandlung des Patienten immer der Fall ist. Auch dann, wenn er nicht unmittelbar davon berichtet, sondern mittelbar durch unmerkliche Zeichen und unbetonte Hinweise aus seiner Erzählung. Mit fortschreitender Erfahrung lernen wir, die Hochpotenz auch bei hochakuten Prozessen einzusetzen, wo sie, wenn sie zur Situation passt, sehr rasch und tief greifend wirkt.

• Wie wirkt die Arznei?

Arzneien enthalten in sich diejenigen Informationen, Schwingungen und Impulse, die im kranken Kind einen Reiz in Gang setzen, der es zur Selbstheilung befähigt. Heilung ist also ein seelisch-geistiger Prozess (genauso wie letztlich Krankheit) und wirkt auf die Lebensenergie, die Widerstandskraft, auf die ganze Person. Ist deshalb verstandesmäßig gar nicht und wissenschaftlich nur unzulänglich erklärbar. Was soll's auch. Hauptsache, die Arznei wirkt! Die Erfahrung steht über der Erklärbarkeit.

• Wie wähle ich die richtige Arznei?

Suchen Sie bei einer Störung nicht nach Erklärungen ihrer möglichen Ursache, also nicht nach dem Warum, sondern wählen Sie aus den in diesem Buch vorgegebenen Arzneien die den Störungen Ihres Kindes ähnlichste Arznei aus. Fragen Sie Ihr Kind nach dem „Wo tut's weh" (Ort, Ausdehnung, Aussehen der Störung), nach dem „Wie tut's weh" (Empfindung, Ausscheidung) und nach dem „Wann tut's weh" (Beginn, Auslösung und Umstände der Störung).

Das bedarf natürlich auch Ihrer genauen Beobachtung, denn nicht alle Kinder sind fähig, sich hilfreich auszudrücken. Verzweifeln Sie nicht! Ich darf Ihnen versichern, dass durch zunehmende Beschäftigung mit der Homöopathie Fragestellungen und Beobachtungen sich zusehends verfeinern.

• Was heißt: 1 Gabe?

Bis zur Potenz D3 entspricht eine Gabe 20 Tropfen oder 20 Kügelchen oder zwei Tabletten. Ab der Potenz D4 entspricht eine Gabe fünf Tropfen oder fünf Kügelchen oder einer Tablette. Kinder ziehen verständlicherweise die süß schmeckenden Kügelchen vor.

Eine Gabe verabreichen Sie zehn Minuten vor oder nach dem Essen oder Trinken ohne Wasser auf die Zunge, Säuglingen legen Sie die Kügelchen einfach zwischen die Lippen. Es braucht nicht lange, bis sie auf den Geschmack kommen und bereitwillig lutschen.

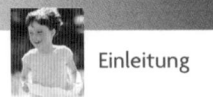

● **Wie und wann verordne ich meinem Kind die Arznei?**

Akute Störung: Bei akuten Störungen wiederholen Sie eine Gabe bis zur Potenz D12 stündlich oder zweistündlich, bis zur Potenz D30 täglich, wie meist im Text angegeben. Bei Nachlassen der Beschwerde verabreichen Sie die Gabe weniger häufig, das heißt, Sie handeln nach der Intensität der Beschwerde.

Notfall: Im Notfall können Sie jede Arznei in einem viertel Liter Wasser mit einem Plastiklöffel „verkleppern", davon alle fünf Minuten einen gewöhnlichen Schluck trinken lassen oder mit demselben Plastiklöffel eingeben.

Während der akuten Störungen oder der Notfallsituation setzen Sie die von Ihrem Behandler verschriebene Basisbehandlung (Behandlung der Person!) vorübergehend ab. Ist die Störung behoben, dann nehmen Sie dieselbe wieder auf.

Nach Besänftigung der akuten Störungen werden die verschiedenen Potenzierungen mit folgender Regelmäßigkeit eingenommen:
– bis D6 – dreimal täglich eine Gabe
– D12 – zweimal täglich eine Gabe
– D30 – einmal wöchentlich eine Gabe oder nach Bedarf.

Was heißt: bei Bedarf? Wenn durch eine Gabe D30 die Heilung angeregt ist, sollten Sie keinen weiteren Arzneireiz setzen, sondern abwarten, ob das Geschehen sich wieder verschlechtert. Das erst weist Sie darauf hin, dass Ihr Kind einer erneuten Gabe bedarf und Sie diese zuführen dürfen. Es gibt demgemäß keine Regel für die Wiederholung einer D30-Potenz. Kinder sind wie die Arzneien sehr verschieden voneinander. Sie reagieren auf individuelle, nicht voraussagbare Weise. Es liegt also am Miteinander von Kind und Eltern, die Gabenwiederholung zu ermessen.

Wann darf ich die Gabe wiederholen? Wenn nach einer Arzneigabe eine Besserung der Beschwerden eintritt, so warten Sie mit ihrer Wiederholung, bis Sie den Eindruck haben, dass die Wirkung der Arznei nachlässt. Eine Steigerung der Arzneiwirkung durch qualitative Erhöhung der Einzelgabe oder durch vermehrte Wiederholung der Gabe ist nicht zu erwarten. Der Arzneireiz benötigt einen gewissen Zeitraum und einen bestimmten Zeitablauf, bis er anspricht.

- **Ist die Dosis beim Säugling, Kleinkind und Kind verschieden groß?**

Der Arzneireiz wird durch ein Kügelchen oder einen Tropfen genauso erreicht wie durch 20 oder 100. Die Qualität einer Arznei steht in keinem Bezug zur Quantität. Hier lernen wir umzudenken: Menge macht nicht Gesundheit. Menge ist messbar, Gesundheit ist eine Ermessensfrage. Aus diesem Grunde ist es auch nicht Besorgnis erregend, wenn Kinder – wie so oft – ein ganzes Fläschchen mit Kügelchen genüsslich lutschen. Dies entspricht im Grunde einer Gabe.

- **Hat die Arznei Nebenwirkungen?**

Die homöopathischen Arzneien haben keine Nebenwirkungen. Bei sehr empfindsamen Menschen und bei zu häufiger Wiederholung der Arzneigabe kann es zu überschießenden Reaktionen kommen, die jedoch nicht als schädliche Arzneiwirkung zu betrachten sind, sondern als Zeichen der richtigen Arzneiwahl. Nach Absetzen der Arznei klingt diese so genannte Erstverschlimmerung schnell wieder ab. Im Allgemeinen empfehle ich, Arzneien bis D12 drei Tage auszusetzen und danach mit weniger häufigen täglichen Gaben fortzufahren.

Grenzen der elterlichen Behandlung

Die eigentliche Grenze wird durch das individuelle Vermögen der Eltern gesetzt, die rechte homöopathische Arznei für das Leid ihres Kindes auswählen zu können. Auch wenn Sie sehr „fortgeschritten" sind in Ihrer Erfahrung, sollten Sie die personenbezogene Behandlung Ihres Kindes immer einem Fachmann überlassen. Ergo: Akutbehandlung ja, Konstitutionsbehandlung nein.

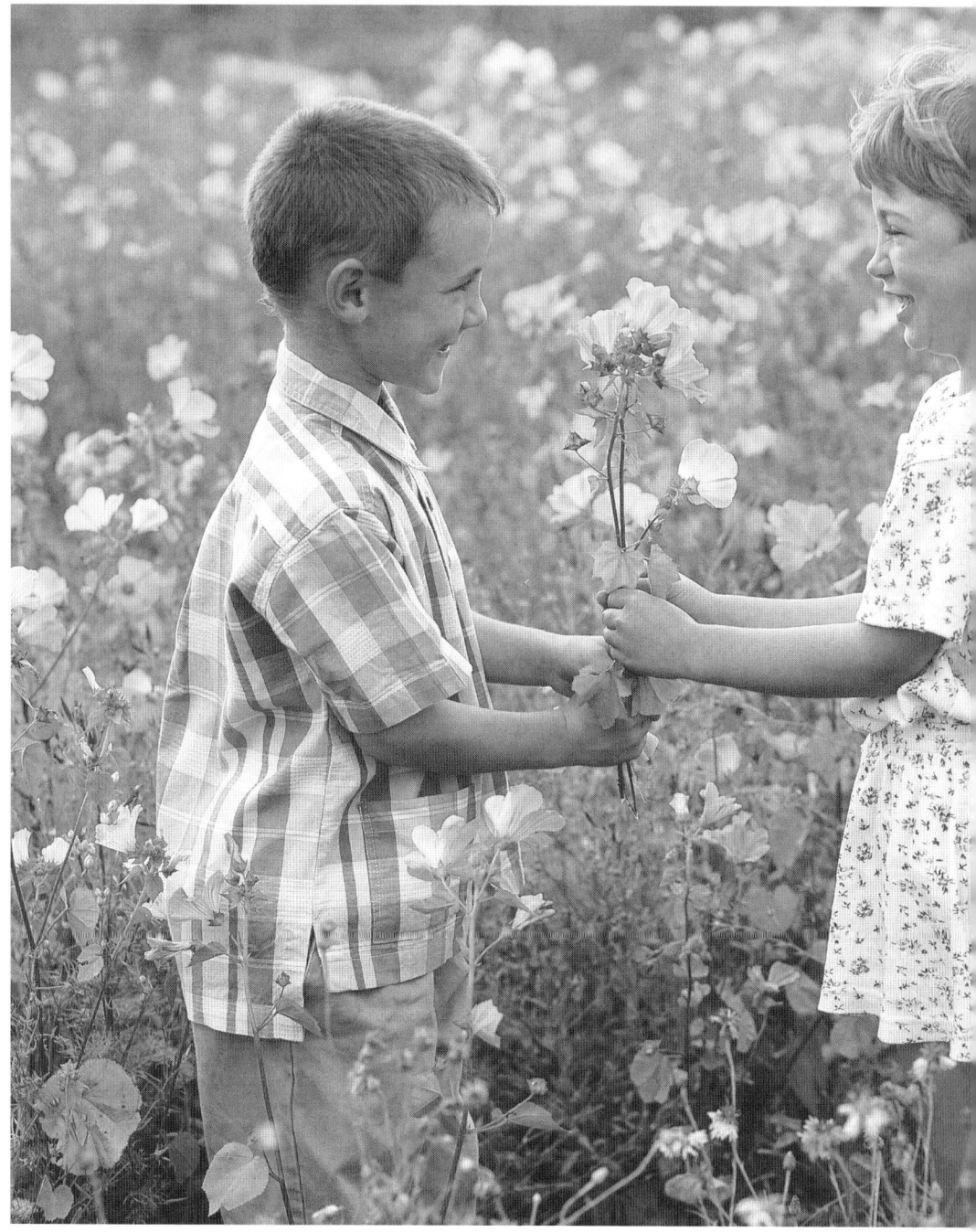

Allgemeines

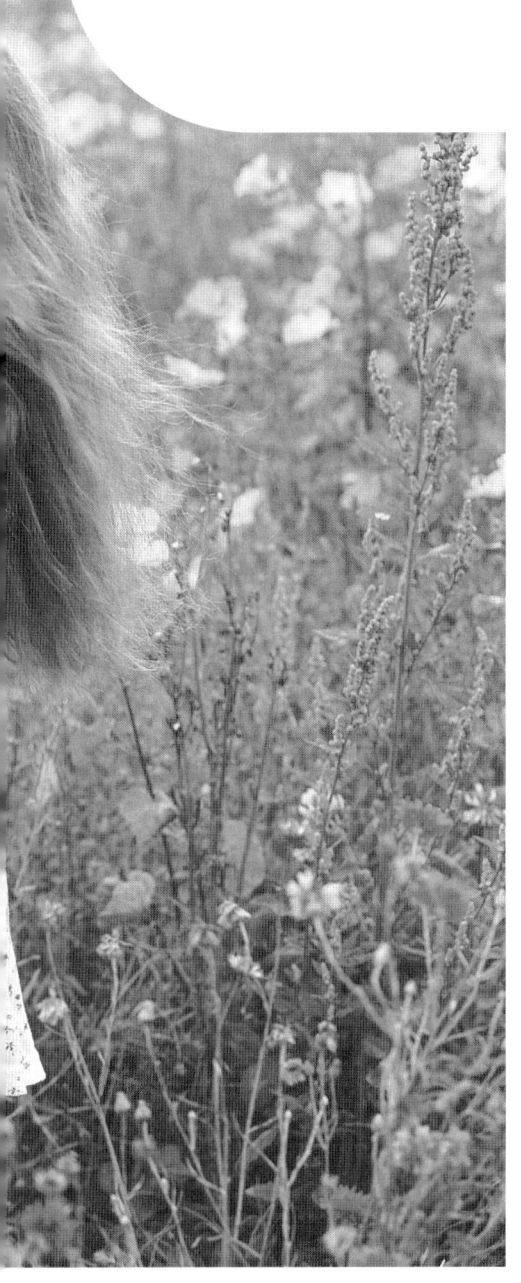

Störungen, die ein Kind in seiner Person ganzheitlich erfassen, finden Sie in diesem Abschnitt. Auch Verletzungen gehören hierher, denn sie sind nicht nur äußeres Geschehen an seiner Person, sondern die Folge einer innerlich vorgegebenen Verletzlichkeit.

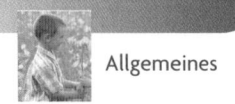

Allergie

Homöopathen verstehen eine Allergie als grundlegende Milieustörung. Die Ganzheit des Menschen ist durch Nischen und Spalten in der Haut und Schleimhaut derart verletzt, dass Allergene und sonstige krankmachende Agenzien ungehindert passieren und teils verheerend agieren können. Das Allergen ist zwar Indikator, aber nicht Initiator der Erscheinungen. Denn selbst seelische Probleme können in einer Allergie ihre veräußerlichte Form finden.

Nahrungsallergie

Diese allergische Reaktion gehört zu den Erkrankungen mit ererbter allergischer Anlage, welche die Unverträglichkeit einer oder mehrerer Substanzen von Nahrungs- und/oder chemischen Arzneimitteln einbeziehen. Die Haut zeigt Quaddeln – erhabene, gerötete, juckende, glatte Ausschläge verschiedenster Ausdehnung, die im anaphylaktischen Schock ihre Endausprägung erfahren können.

Urtica urens D2
1 Gabe
alle 10 Minuten

– **bekannte Nahrung:** Für einen nach dem Genuss bestimmter Nahrungsmittel auftretenden, heftig juckenden und brennenden Nesselausschlag verabreichen Sie Urtica urens. Dieser Ausschlag verträgt keine Kühle.

Okoubaka D2
1 Gabe
alle 10 Minuten

– **fremde Nahrung:** Treten die unten bei Medusa beschriebenen Beschwerden nach dem Genuss von Nahrungsmitteln fremder Länder auf, besänftigt Okoubaka. Wärme lindert das Geschehen.

Sabadilla D12
1 Gabe
alle 10 Minuten

– **Konservierungsmittel:** Seltsame Anfälle mit heißem, fiebrigem Gesicht, begleitet von Schwindel und erschwertem Denken, erfordern Salbadilla! Trotz der Hitze friert das Kind, Schauder durchfließen seinen durstlosen Körper. Nicht alle Betroffenen reagieren gleich. Bei einigen brennen nur Haut und/oder Schleimhäute der Luftwege allergisch und sind aufgedunsen.

Nahrungsallergie

Ausschlag nach bekannter Nahrung	Urtica urens D2	alle 10 Min.
Ausschlag nach fremdartiger Nahrung	Okoubaka D2	alle 10 Min.
durch Konservierungsmittel	Sabadilla D12	alle 10 Min.

Nesselsucht

Eigentlich ist die Nesselsucht dem vorigen Kapitel übergeordnet, denn sie ist auch hier das sichtbare Manifest einer Nahrungsallergie. Die Trennung erfolgt aus Gründen der Übersichtlichkeit und enthält Allgemeines – oft ohne offensichtliche Ursache oder Reaktionen – auf ganz spezifische Gegebenheiten.

Apis D30

1 Gabe
bei Bedarf

— **Quaddeln:** Wie ein Bienenstich tritt dieser Ausschlag auf: plötzlich und stechend oder brennend. Eine kühle Auflage beruhigt, wenn Apis heilen soll.

Rhus tox D30

1 Gabe
bei Bedarf

— **Quaddeln mit Bläschen:** Ist der Schmerz eher juckend als brennend, dann ist Rhus tox angezeigt, bis Besserung eintritt. Auf dem Nesselausschlag bilden sich kleine, dunkelrote, juckende Bläschen. Lassen Sie die Arznei auswirken und lindern Sie indes mit einem feuchtwarmen Umschlag.

Medusa D30

1 Gabe
bei Bedarf

— **zerfetzte Quaddeln:** Dieser quallenartig aufgedunsene, verbrannt und zerfetzt aussehende Nesselausschlag ruft nach Medusa. Trotz heftigem Verbrennungsschmerz lindert eine feuchtwarme Auflage sofort.

Pulsatilla D30

1 Gabe
bei Bedarf

— **Katzenallergie:** Diesem widersprüchlichen, mal liebenswerten, mal kratzbürstigen Wesen werden Katzen zum Verhängnis. Die Augen jucken und tränen. Feuriges Niesen folgt. Im Rachen

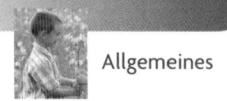

herrscht trockenes Kratzen, die Bronchien antworten mit asthmatischer Enge. Pulsatilla spendet Trost bei jeder Attacke.

Zusammenfassung	**Nesselsucht**		
	tritt plötzlich auf	Apis D30	bei Bedarf
	mit juckenden Bläschen	Rhus tox D30	bei Bedarf
	verquollen, zerfetzt, brennend	Medusa D30	bei Bedarf
	durch Katzenhaare	Pulsatilla D30	bei Bedarf

Heuasthma

(→ „Heuschnupfenfibel")

Denken Sie daran: Heuschnupfen und Heuasthma überfallen uns plötzlich, seuchenartig, meist während der ersten schönen, warmen Tage nach Abklingen des Winters. Und jedes Jahr wird hierfür eine andere Arznei hilfreich zur Seite stehen. Nur wenige Leidende haben für ihren allergischen Ausbruch festgeschriebene Zeiten. Irgendwann brauchen sie unterstützende Hilfe eines Homöopathen.

Natrium sulfuricum D12

2 x 1 Gabe
bei Bedarf

– bei Feuchtigkeit: Ist Natrium sulfuricum die richtige Arznei, kann von einem feuchten Asthma gesprochen werden. Es wird durch Nebel oder feuchte Kälte ausgelöst. So ist denn auch das Kind fröstelig und blass, klagt über ein loses Gefühl im Bauch, während der Husten hörbar rasselt.

Allium cepa D3

1 Gabe
stündlich

– milde Tränen: Dem betroffenen Kind steigt klopfende Hitze ins Gesicht auf. Aus den lichtscheuen Augen fließen milde Tränen über. In der Nase sammelt sich massenhaft wässrig-ätzender Schnupfen, der mit scharfem Kribbeln einhergeht, das zum Niesen zwingt. Auch der trockene Hals juckt heftig. Frische Luft löst einen bellenden, berstenden, schmerzenden Kehlkopfhusten aus. Neben Allium cepa beruhigt ein heißes Getränk.

Euphorbium D6

1 Gabe
stündlich

– **heftiger Beginn:** Bei plötzlich heftig beginnendem Jucken an den Augen, der Nase, in Rachen und Bronchien, mit Niesreiz, schleimigem Schnupfen und einem lang anhaltenden, trockenen, brennenden Kitzelhusten, der sich in der Brustmitte festsetzt. Frühzeitig eingesetzte, stündliche Gaben von Euphorbium mildern die Heftigkeit, wonach Sie die Gabenhäufigkeit auf 3 x 1 täglich zurückschrauben.

Aconitum D30

1 Gabe
bei Bedarf

– **plötzlich:** Tritt der asthmatische Husten ohne vorherige Ankündigung auf, denken Sie bitte, wie bei allen plötzlichen körperlichen oder seelischen Geschehnissen, an Aconitum.

Gut zu wissen

Lesetipp

Weitere Arzneien zu diesem Thema finden Sie im Fachbuch „Praktische Homöopathie in der Kinderheilkunde".

Zusammenfassung

Heuasthma

bei feuchtem Wetter, kalt oder warm	Natrium sulfuricum D12	bei Bedarf
Asthma mit milden Tränen	Allium cepa D3	1 x stündl.
heftiger Beginn	Euphorbium D6	1 x stündl.
plötzlicher Beginn	Aconitum D30	bei Bedarf

Heuschnupfen

(→ „Heuschnupfenfibel")
Im homöopathischen Denken ist das Allergen nur ein Indikator für die Allergie und nicht ihr Initiator. Der Auslöser ist im weitesten Sinne die Diathese, die ererbte Anlage, die unser Unvermögen determiniert (→ Einleitung). Die Desensibilisierung mit Allergenen hat erfahrungsgemäß wenig Erfolg, ist kostspielig und zeitaufwendig. Wenden wir uns den Kindern zu, die in einer Zeit, da die Natur wieder erwacht, zu leiden beginnen.

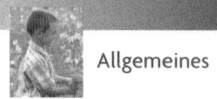

Euphorbium D6
1 Gabe
stündlich akut

— heftiger Beginn: Bei plötzlichem, heftigem Beginn der Erscheinungen an Augen, Nasen, Rachen und Bronchien mit Niesreiz und trockenen, juckenden Schleimhäuten denken Sie rechtzeitig, bevor der schleimige Schnupfen einsetzt, an Euphorbium, wie immer erst stündlich, später, falls noch nötig, 3 x täglich. Ansonsten könnten ein trockener, brennender Kitzelhusten im Rachen und zugeselliges Asthma Ihr Kind recht lange plagen.

Allium cepa D3
1 Gabe
stündlich akut

— milde Tränen, wunder Schnupfen: Bei einem Fließschnupfen, der uns vom Zwiebelschneiden vertraut ist, hilft schlüssigerweise Allium cepa, das Gift der Zwiebel. Ihrem Kind steigt klopfende Hitze ins Gesicht. Die Augen werden lichtscheu, und milde Tränen fließen stetig. In der Nase jedoch kribbeln massenhaft wässrig-ätzende Sekrete, zum Niesen zwingend. Öffnen Sie Ihrem Kind das Fenster. Mit frischer Luft und arzneilicher Hilfe vermeiden Sie, dass das Gejucke in den Hals absteigt und zu einem bellenden, berstenden, schmerzenden Kehlkopfhusten ausartet.

Euphrasia D12
1 Gabe
stündlich akut

— wunde Tränen, milder Schnupfen: Die Augen dieses Kindes schwimmen in wunden, scharfen Tränen, die brennend über die roten, heißen Wangen rinnen. Die Lider schwellen rot an. Erst nach häufigem Blinzeln kann das Kind durch die sekretverschleierten Augen auf seine Umwelt blicken. Aus der Nase fließt es mild und nur tagsüber. Der Schlaf bleibt unbeschwert.

Arsenicum album D6
1 Gabe
stündlich akut

— in der Kälte: Bei diesem Kind verschlimmert sich der Fließschnupfen an der frischen, kühlen Luft und beruhigt sich im Zimmer. Alle Schleimhäute brennen. Ihnen hilft Wärme in jeder erdenklichen Form und Arsenicum album.

Sabadilla D6
1 Gabe
stündlich akut

— friert: Ähnlich kälteempfindlich wie dem vorigen Kind begegnen wir dem jetzigen. Beginnend mit Hitzewallungen, verschlimmert sich der brennende Tränenfluss in kühler Luft. Das Nasensekret ist klar oder weiß-schleimig und läuft mild. Krampfartiges Niesen erschüttert Kopf, Stirn und Schläfen. Der Rachen kratzt

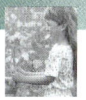

trocken, was Ihr Kind zu ständigem Räuspern auffordert. Die anfängliche Hitze schlägt zusehends in innere Frostschauer um, was zum Aufsuchen von Wärme zwingt. Am liebsten ein Dauerbad in der warmen Badewanne!

Sanguinaria D6

1 Gabe
stündlich akut

— **hitzig**: Die Pein beginnt wie beim vorigen Kind mit Hitzewallungen. Das Gesicht ist gerötet und aufgedunsen. Brennende Tränen füllen die stark gereizten Augen. Die Nase fließt, juckt, brennt, wird wund. An der Nasenwurzel drückt ein dumpfer Schmerz. Rachen und Bronchien sind ebenfalls trocken und brennen. Ein sich nachts verschlimmernder Reizhusten verhindert den Schlaf. Obwohl unser Kind kälte- und zugluftempfindlich ist, lindert ein Spaziergang an der frischen Luft, den Sie gleichzeitig zur Verabreichung von Sanguinaria nutzen sollten.

Zusammenfassung

Heuschnupfen

heftiger Beginn, brennender Kitzelhusten	Euphorbium D6	stündl.
milde Tränen, wund machender Schnupfen	Allium cepa D3	stündl.
wund machende Tränen, milder Schnupfen	Euphrasia D12	stündl.
bei frischer, kühler Luft schlimmer	Arsenicum album D6	stündl.
frostig mit Frostschauer	Sabadilla D6	stündl.
hitzig, aber empfindlich auf Kühle und Zugluft	Sanguinaria D6	stündl.

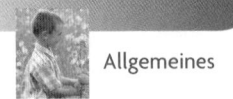

Entwicklung (Gedeihen, Reifen)

Aus der Menge der Differenzierungs- und Wandlungszeiten darf ich Ihnen vordringliche Störungen herauspicken. Antworten auf hier nicht Erwähntes finden Sie in meinem Fachbuch „Praktische Homöopathie in der Kinderheilkunde".

Sauberwerden

Ein leidiges Thema, viel diskutiert unter Müttern ohne verwertbares Ergebnis. Jedes Kind folgt eben eigenen Gesetzen, die ich Ihnen ein bisschen subjektiv erhellen möchte.

- **Einkoten**

Causticum D12

2 x 1 Gabe
täglich

– unbemerkt: Diesem wehmütigen Knirps mit traurigen, dunklen Augen passiert es manchmal, dass der Kot ohne sein Bemerken den Ausgang über das Hosenbein sucht. Dabei ist der Kot knödelig wie der von Ziegen. Das Kind braucht das Mitleid seiner Umwelt und Causticum.

Magnesium carbonicum D12

2 x 1 Gabe
täglich

– fühlbar: Dieses verängstigte, schüchterne und schweigsame Kind könnte den ganzen Tag nur Brot und Fleisch essen. Trotzdem ist sein Gesicht mager, fahl und dunkel. Seine Schläfen scheinen eingefallen. Der Blick ist mürrisch und vorwurfsvoll, so wie sein Magen, der viel rumort. Sein Stuhl landet sowohl in der Unterhose als auch häufig im Bett.

Opium D12

2 x 1 Gabe
täglich

– empfindungslos: Sicher haben Sie schon von Kindern gehört, die auch nach dem dritten Lebensjahr ihre Windel nicht ablegen noch hergeben wollen. Und sei es, um sie nur zum Einkoten heranzuziehen (Carcinosinum). Eine besondere Ausprägung sind jene, die ihre Windel tags und nachts anbehalten wollen, obwohl sie tagelang keinen Stuhl absetzen können. Gelegentlich entschlüpft ihnen nämlich völlig empfindungslos eine kleine Menge Kot. Ein Schreckerlebnis unbekannter Größe muss diesem Verhalten vorausgegangen sein und löst sich mit Opium oft in massiven willkürlichen Entleerungen.

Zusammenfassung

Einkoten

unbemerkt	Causticum D12	2 x tägl.
fühlbar	Magnesium carbonicum D12	2 x tägl.
empfindungslos nach Schreck	Opium D12	2 x tägl.

• Einnässen in der Nacht

Eltern sollten der Frage, warum ihre Kinder ins Bett nässen, sowohl klinisch als auch psychologisch unbedingt nachgehen. Doch zunächst schließen Sie den einfachsten Grund, nämlich übermäßiges Trinken am Abend, aus. In wenigen Fällen liegen dem Bettnässen organische Probleme wie Blasen- oder Nierenentzündung durch Unterkühlung zugrunde. Letztlich bleibt uns die Persönlichkeit des Kindes, der wir uns stellen müssen.

Sepia D12

2 x 1 Gabe
täglich

— träumt vom Urinieren: Dieses Kind, oft ein Papakind, schafft es schon sehr früh, in der Familie seine Wünsche durchzusetzen. Es gängelt seine Geschwister, herrscht über sie und verpetzt sie. Elterliche Ermahnungen prallen an ihm nur so ab. Im Kindergarten ist es beliebt, aufgeweckt, freundlich und hilfsbereit. Noch vor der Einschulung kann es lesen und schreiben, ohne dass sich die Familie sonderlich darum bemüht hätte. In der Schule merkt es bald, dass „viel zu wissen" nicht unbedingt beliebt macht. Die Lehrer sind strenger als die Familie. Unser Kind wird zusehends ruhiger. Schulische Leistungen lassen nach. Es antwortet mit Bettnässen und träumt vom Urinlassen auf der Toilette. Sepia verschafft ihm wieder die Stärkung seines angeborenen Selbstvertrauens. Worauf der Uringestank im Kinderzimmer nachlässt und die Harmonie des Familienlebens zunimmt.

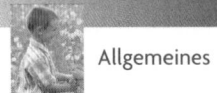

Causticum D12

2 x 1 Gabe
täglich

– **nach dem Einschlafen:** Dieses verschüchterte Kind wird einfach nicht trocken. Das Bett ist schon kurz nach dem Einschlafen nass. Das Kind hat Angst, allein zu schlafen. Deshalb brennt die ganze Nacht das Licht in seinem Zimmer. Tagsüber schämt es sich dafür, noch Windeln zu tragen. Blass sieht es aus, mit Schatten um die Augen, fahl und kränklich. In einer fremden Umgebung steht es steif da und spricht nicht. Es mag zwar keine Süßigkeiten, freut sich aber trotzdem über Bonbons als Geschenk. Schenken Sie ihm zusätzlich Causticum.

Kreosotum D12

2 x 1 Gabe
täglich

– **vor Mitternacht:** Noch vor Mitternacht ist in diesem Kinderzimmer das Bett nass. Hinein gehört ein lustiger Bursche, der immer gut gelaunt ist. Doch nachts träumt er regelmäßig, dass seine Blase drücke, er aufs Klo gehe und dort Pipi mache. Wenn sein Bett morgens fürchterlich stinkt, behauptet er mit Nachdruck, wirklich auf dem Klo gewesen zu sein. Er gehört zu jenen Kindern mit den schlechten Zähnen, die bröckelig und schwarz aus dem Zahnfleisch hervorstoßen.

Belladonna D12

2 x 1 Gabe
täglich

– **nach Mitternacht, merkt es:** Bei diesem braven und angenehm warmen, roten und rundlichen Wesen leert sich die Blase in der zweiten Hälfte der Nacht. Tags wird es manchmal von Bauchkrämpfen geplagt. Dann streckt es sich oder beugt sich rücklings wie ein Regenschirm im Wind. Ähnlich krampft und drängt es in seiner Blase. Obwohl es häufig harnen muss, geht nur wenig heller Harn ab – oft davon in die Hose, was ebenfalls mit Belladonna zu bremsen wäre. Nachts wälzt es sich unruhig hin und her, träumt von Geistern und jammert im Traum. Bis es in feuchten Laken erwacht. Dann schreckt es auf und hat fürchterliche Angst.

Chlorum D30

2 x 1 Gabe
wöchentlich

– **nach Mitternacht, unbemerkt:** Dieses Kind schläft so tief, dass die Feuerwehr es unbemerkt wegtragen könnte, falls es mal brennen sollte. In der zweiten Nachthälfte löscht es selbst den Brand im Bett und schläft gemütlich weiter. Es braucht Chlorum. Sein Harn geht tatsächlich unbemerkt ab, ohne Träume, ohne Empfindung.

Cina D12

2 x 1 Gabe
täglich

— mehrmals: Jetzt bleiben uns noch die Kinder, die mehrmals in der Nacht einnässen. Beginnen wir mit einem lustigen Vogel, den der Floh im Hintern juckt. Oder hat er Würmer? Ist sein Finger nicht am Po, dann sicher in der Nase, worin er ungeniert nach Goldgruben bohrt. Oder er zupft irgendwo herum, am Pimmel, an der Nase, an den Lippen. Komische Grimassen belustigen dabei sein hohläugiges Gesicht, das geradewegs nach Cina schreit. Ob man sich zu Hause wirklich so um ihn kümmert, wie es sein Recht wäre?

Sepia D12

2 x 1 Gabe
täglich

— stündlich: Einige Mütter bringen ihren Kindern Vorsichtsmaßregeln bei: Vor dem Zubettgehen nochmals Pipi machen, beim Aufwachen nachts ebenfalls ans Wasserlassen denken. Das mag richtig sein, klappt aber nicht immer. Bei diesem auf keinen Fall. Trotz Nachtwanderungen zur Toilette bräuchte es stündlich eine Klingel. Tagsüber muss es gar nicht oft pinkeln und wenn, dann wenig. Nachts dagegen schwimmt es regelrecht von dannen.

Acidum benzoicum D6

3 x 1 Gabe
täglich

— scharfer Geruch: Das Bett dieses Kindes riecht scharf wie Salmiakgeist. Der Geruch wird mehrmals während der Nacht erneuert. Mit Acidum benzoicum bannen Sie nicht nur den Gestank, sondern auch die gelb verfärbte Bettwäsche, Unterhosen und Toilettenschüssel. Vielleicht vermeiden Sie auch, dass das Kind eines Tages die Gicht überfällt, die es vom Großvater geerbt hat.

Dulcamara D6

3 x 1 Gabe
täglich

— nach Unterkühlung: Die kleine Jungfrau mit dem „schwachen Bläschen" sitzt kaum auf einer kühlen Mauer, auf einer kalten Bank, im feuchten Gras, schon ist die Blase unterkühlt. Diese drängelt nach Entlastung und nach Dulcamara. Im Altweibersommer ist besondere Vorsicht geboten, wenn die Abende nicht nur kühl, sondern auch feucht werden. Diese junge Dame hat eine blasse, wässrige Haut. Ihr ganzes Aussehen ist etwas wabbelig. Sie ist meist nervös und zänkisch ohne erkennbaren Anlass, wobei sie voller Wut auf den Boden stampft.

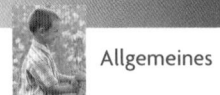

Sarsaparilla D6

3 x 1 Gabe
täglich

– bei Entzündungen: Bei diesem kleinen Wesen ist nicht nur die Blase, sondern auch die Niere angegriffen. Es sieht abgemagert aus. Nicht dürr! Dünne Ärmchen, Stricknadelfinger, Steckenbeine, Schwanenhals. Sein Gesicht sieht dabei gar nicht so blass und fahl aus, wie man vermuten möchte. Manchmal hat es Rücken- und Blasenschmerzen, wobei die Blase besonders brennt, wenn sein Bächlein gerade zu Ende geht. Danach hält es sein Pipi fest, weil es so weh tut. Im Stehen und nach Sarsaparilla kann es viel besser Wasser lassen. Dass es abends gern zu Bett geht, ist klar. Dort spürt es nämlich das Brennen nicht mehr. Ob seine Sehnsucht nach lieben Worten und Gesten wohl auch brennt?

Zusammenfassung

Einnässen in der Nacht

träumt vom Harnlassen auf der Toilette	Sepia D12	2 x tägl.
kurz nach dem Einschlafen	Causticum D12	2 x tägl.
vor Mitternacht, „Klo-Träume"	Kreosotum D12	2 x tägl.
nach Mitternacht, merkt es	Belladonna D12	2 x tägl.
nach Mitternacht, unbemerkt	Chlorum D30	2 x wöchentl.
mehrmals, Würmer?	Cina D12	2 x tägl.
stündlich	Sepia D12	2 x tägl.
scharf riechender Urin	Acidum benzoicum D6	3 x tägl.
Blase schwach nach Unterkühlung	Dulcamara D6	3 x tägl.
bei Entzündungen der Harnwege	Sarsaparilla D6	3 x tägl.

● **Einnässen am Tag**

Ähnlich wie das nächtliche Bettnässen erfordert das Einnässen am Tag einiges an menschlichem Einfühlungsvermögen, um dem Problem auf die Spur zu kommen. Begreifen wir es zunächst als Hilfeschrei eines kindlichen Wesens!

Belladonna D12

2 x 1 Gabe
täglich

– rot, rundlich, brav: Eigentlich ist er ja ganz friedlich und brav, dieser rote, runde, kräftige Kerl. Aber wehe, wenn er krank ist. Dann wird er unvorhersagbar grantig. Wenn er sich erschreckt oder in einer Beschäftigung gestört wird, schimpft und schlägt er um sich, als wolle er den Teufel von sich abwehren. Auch im Traum fuchtelt er herum, oder er stöhnt herzzerreißend. Häufig rast er zum Örtchen. Oder er steht nur schweigend da und schaut an seinem von Harn nassen Bein hinab. Wenig Harn, aber immerhin nass! Bauch, Bein, Blase und Schlaf werden mit Belladonna bald besänftigt, und auch das Kind wird wieder sanft.

Cina D12

2 x 1 Gabe
täglich

– Zappelphilipp: Dieses Kind ist ein echter Zappelphilipp. Dazu schneidet es unentwegt Grimassen. Dass unser Kind nicht sehr gesund ist, erkennen Sie an seinen tiefen Augenhöhlen. Es schaut aus wie der drohende Tod, bevor er zum Gerippe wird. Es ist trotzdem sehr ulkig – falls seine Würmer es mit Nabelkrämpfen verschonen. Denn dann wird es mürrisch und legt sich bäuchlings auf den Boden, bis es erbricht. Darauf hat es einen Mordshunger. Das genügte bereits, um ihm Cina zu verordnen. Doch dazu kommt, dass es sich andauernd „benässt" und weinend in seinen ausladenden Pfützen steht. Es ist einfach nicht zu beruhigen, nicht zu trösten. In die Arme genommen, wird es noch zorniger. Sein Zorn färbt nur eine Wange rot, die andere bleibt bleich.

Gelsemium D30

1 Gabe
bei Bedarf

– bei Aufregung : Für sein Alter erscheint uns dieses Kind klein und schwach. Es ist rundlich und bei Aufregung tiefrot im Gesicht. Oft ist es so aufgeregt, als erwarte die ganze Welt etwas von ihm. Schon abends wird es von Kopfweh überfallen, wenn es morgens in den Kindergarten muss. Den Druck im Kopf fühlt es im Bauch und in der Blase. Denn wenn es nicht Durchfall hat, muss es dringend Pipi. Dass ihm das manchmal danebengeht, ist ihm eigentlich zu verzeihen. Irgendwann sollte ihm Gelsemium begegnen. Diese Arznei wird zu seiner Begleiterin werden. Spätestens in der Schule, wenn eine angekündigte Klassenarbeit die Lernnerven lähmt und den Schlaf raubt (→ Schulangst, Kopfschmerzen).

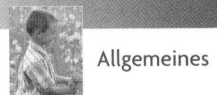

Pulsatilla D12

2 x 1 Gabe
täglich

– eher Mädchen: Die kleine Rundliche mit den tollen Zöpfen und den Kullertränen wird nur langsam zutraulich. Sie hat stets eine grüne Rotznase und ist richtig lieb. Wenn es darum geht, Schwächere zu verteidigen, wächst sie über sich hinaus. Doch ihr Pipidrang kommt manchmal so plötzlich, dass sie selbst erschrickt. Machen Sie ihr Pulsatilla zum Geschenk.

Petroselinum D6

3 x 1 Gabe
täglich

– Reizblase: Dieser Bursche hat eine so genannte Reizblase. Nicht nur drinnen, selbst draußen, wo viele Pinkelbäume stehen, passiert ihm sein Malheur: Mitten im Spiel greift er sich plötzlich an sein Gestell, schreit fürchterlich und tanzt von einem Bein aufs andere. Wenn er sich dazu entschließt, zum Baum der Erlösung zu rennen, verliert er Mut und Pipi unterwegs.

Barium carbonicum D12

2 x 1 Gabe
täglich

– verlangsamt, dümmlich: In diesem Kind muss irgendwann etwas stehen geblieben sein. Das äußert sich auch im gestoppten oder verhaltenen Wachstum. Es ist klein wie ein Zwerg. Im Kindergartenalter kann es kaum reden. Die wenigen Worte, die ihm die Kindertante eben noch beibringt, hat es schnell wieder vergessen. Irgendwie hat es Ähnlichkeit mit einem dümmlichen Opa. Es ist rund wie ein Pfannkuchen, hat einen stieren, leeren Blick, ein aufgeblasenes Gesicht ohne Ausdruck. Sein Mund mit der dicken Oberlippe steht immer offen und sabbert. Der ganze

Zusammenfassung

Einnässen am Tag		
rot, rundlich, brav, aber sehr unausgeglichen, tröstbar	Belladonna D12	2 x tägl.
Zappelphilipp, untröstlich, Würmer?	Cina D12	2 x tägl.
rundlich, aber zu klein und schwach, viel Kopfweh	Gelsemium D30	bei Bedarf
rundlich, lieb, tröstbar	Pulsatilla D12	2 x tägl.
Reizblase, plötzlicher Harndrang	Petroselinum D6	3 x tägl.
rundlich, verlangsamt, leerer Blick	Barium carbonicum D12	2 x tägl.

Stoffwechsel scheint lahm zu liegen. Nichts geht mehr rein, kaum etwas kommt heraus. Nur Urin rinnt gelegentlich am Bein herunter. Stuhlgang ist äußerst selten. Barium carbonicum erweicht die dicken Halsdrüsen und das ganze versteifte Kind.

Sprache

Aus der Vielzahl der Sprachfehler, die Sie am besten in den „Bewährten Anwendungen" (→ Literatur S. 207) studieren, darf ich Ihnen die am häufigsten stotternden, kindlichen Persönlickeiten skizzieren. Also: bewährte Arzneien mit personenbezogener Tiefe.

• Stottern

Ein Kind hat seinen eigenen Ehrgeiz, Dinge zu lernen. Es will letztlich groß und stark sein und so viel können wie die Großen. Dabei gibt es viel Mühsames zu überwinden. Aber alles dauert genau die Zeit, die es dauert. Kinder sind empfindsamer, als wir es wahrhaben möchten, spüren allzu leicht, dass sie den Vorstellungen der Eltern nicht gerecht werden. Das setzt sie unter Druck, sie werden hastig, die Gedanken purzeln durcheinander, die Bewegungen verhaspeln sich, die Zunge stolpert über den Wortfluss.

Lachesis D30

1 Gabe
wöchentlich

– intensiver Ideenfluss: Das ernste Kind, das aus seinen dunklen, intensiven Augen andere fixiert, merkt erst an der Reaktion der Umwelt, dass es irgendwie seltsam spricht. Es fängt an, sich selbst zu beobachten. Dabei merkt es, wie schnell die Zunge beim Sprechen hin und her, vor- und zurückwedelt und einfach nicht über die Zahnleiste rutschen will. Es lispelt. Trotz der intensiven Beschäftigung mit der Zunge sind im Kopf immer noch tausend Ideen, die formuliert werden wollen. Aber unser Kind holt mehr Luft, als es aussprechen kann und stolpert über seine Worte. Es stottert. Sprachübungen beim Logopäden helfen ihm nicht so eingehend wie Lachesis und genügend elterliches Einfühlungsvermögen.

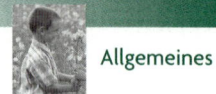

Stramonium D12

2 x 1 Gabe
täglich

– Hirnschaden, erste Silbe: Mit tiefroten Wangen und Ohren, mit höllisch glänzenden Augen, mit großen Pupillen schaut uns dieses kräftige Kind an. Es wirkt, als wolle es jeden zusammenhauen, der sich ihm nähert. Sein Gang ist verkrampft. Das eine Bein wird hinterhergeschleift, mit dem anderen geht es auf den Zehen. Seine Sprache ist unverständlich und abgehackt, die Stimme quakend und krächzend. Macht man ihm deutlich, dass es schwer zu verstehen ist, wird es leichenblass, kaltschweißig, schneidet seltsame Grimassen und verfällt in unbändige Wut. Dann spuckt es, tritt und beißt. Wahrscheinlich hat es als Baby eine Hirnhautentzündung durchlebt. Stramonium, über einen langen Zeitraum verabreicht, wird zur Verständigung aller beitragen.

Phosphorus D30

1 Gabe
wöchentlich

– Nervenreizung: Meeresblaue Augen mit langen, dunklen Wimpern unter einem Schopf blonder Haare gehören zu diesem Sonnyboy. Sein Blick strahlt ständig so, als ginge ihm gleich ein Licht auf. Körperlich ist er dünn, wie ausgebrannt, mit langen Armen und Beinen. Und seine Bewegungen sind so haspelig beim Gehen wie seine Zunge beim Sprechen. Stolpert er über seine Nerven oder nur über Wortsilben? Wie dem auch sei, Phosphorus besänftigt sein überschießendes Feuer und wandelt Unruhe in Ausdauer, damit er freudiges Licht verstreue, wo immer er auftaucht.

Argentum nitricum D12

2 x 1 Gabe
täglich

– nervöse Aufregung: Fürchterlich aufgeregt und zittrig sind diese kleinen, blassen und schmächtigen Kinder, wenn sie etwas sagen wollen. Ihre Stimme klingt trocken. Vor besonderen Vorhaben drängelt andauernd Pipi in der Blase. Und auch der dünne Stuhl geht leicht in die Hose. Wundert es uns, dass ihre Worte unsicher, zittrig und stolpernd über die Zunge rutschen, solange sie die Wohltat von Argentum nitricum nicht genossen haben?

Causticum D12

2 x 1 Gabe
täglich

– mitleidvolle Aufregung: Oft sind es Mädchen (aber nicht ausschließlich!), bei denen schnell die Tränen fließen: wenn ein bekanntes Kind krank ist, eine Katze überfahren wurde oder ein toter Vogel am Wegesrand liegt. Das Weinen ist stets bitterlich, herzzerreißend, Mitleid erregend. Sie schauen traurig aus dunklen, blassen Augen, als würden sie die Welt nicht mehr verstehen. Dabei sind sie aufgeregt, aufgewühlt und stehen steif da. So steif wie ihre Zunge. Wie gelähmt. Sie wollen etwas sagen, aber Worte rutschen nur stoßweise über ihre Lippen. Oder sie schweigen traurig. Causticum löscht die Tränen, die Trauer und den hinderlichen Anteil ihres Mitleids.

Agaricus D12

2 x 1 Gabe
täglich

– **hampelig, Zuckungen:** Ein legasthenisches Kind, das durch seine logopädische Behandlung ziemlich mitgenommen aussieht, blass und schwächlich. Trotzdem ist es der beliebteste Hampelmann in Kindergarten und Schule. Nicht zuletzt wegen seiner Grimassen, Zuckungen und stolpernden Aussprache, die nach Agaricus geradezu lechzen.

Zusammenfassung

Stottern

tausend Ideen wollen gleichzeitig über die Lippen	Lachesis D30	wöchentl.
Hirnschaden, stolpert über die erste Silbe	Stramonium D12	2 x tägl.
fahrige Bewegungen, verhaspelte Sprache	Phosphorus D30	wöchentl.
nervös aufgeregt, wenig Selbstvertrauen	Argentum nitricum D12	2 x tägl.
mitleidvoll erregtes Gemüt	Causticum D12	2 x tägl.
Hampelmann, zuckt, krampft, grimassiert	Agaricus D12	2 x tägl.

Wachstum

Kleinwuchs und Längenwuchs sind Ausdruck einer inneren Störung. Oft ist die verminderte Aufnahmebereitschaft bestimmter Mineralien und damit des gesamten Stoffwechsels die Grundlage dieses Prozesses. Zum Verstehen des seelischen Anteiles beobach-

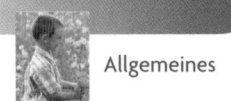

ten wir die Körperhaltung, das Verhalten und Benehmen. Beachten Sie dabei stets die Modalitäten, die Begleitumstände. Die Abhängigkeit des kranken Kindes von äußeren Einflüssen ist oft entscheidend für die Wahl der Arznei.

- **Vermehrtes Wachstum**

Phosphorus D12

2 x 1 Gabe
täglich

– Hängeschultern: Hoch aufgeschossen mit Extremitäten, die ihnen im Weg stehen, erscheinen uns unsere Jugendlichen. Viele enden mit heftig nach vorn gebeugten Schultern, als sei ihnen die Stütze genommen. Obendrein sind sie dürr und untergewichtig, trotz reichlich zugeführter Nahrung. Phosphorus regelt die Verbrennung der Nahrung, vermindert die Bildung der Knochenzellen und vermehrt das Licht, das sie zu harmonischem Wachsen benötigen.

- **Vermindertes Wachstum**

Calcium carbonicum D12

2 x 1 Gabe
täglich

– angeboren: Die Gelenke der etwas rundlichen, trägen Kinder sind überdehnbar. Das Gewebe ist ohne Spannkraft. Der Kopf ist zu groß, leicht sauer schwitzend, besonders nachts im Haar. Alles ist anstrengend und wird langsam beantwortet: das Reden und Sichausdrücken, das Laufen und die Beweglichkeit, das Stehen und die Standhaftigkeit, das Wachsen und Erwachsenwerden. Calcium carbonicum, sehr lange Zeit gegeben, beschleunigt die Lebensprozesse, aber eine gewisse charmante Unbeholfenheit bleibt stets zurück.

Barium carbonicum D12

2 x 1 Gabe
täglich

– erworben: Dieses Kind ähnelt dem vorigen in seiner Erscheinung, nur wirkt es greisenhafter und dümmlicher. Es ist körperlich und geistig klein geblieben. Wenn Barium carbonicum zu seinem ständigen Begleiter erkoren wird, kommt es in der Pubertät zu eindrucksvollen Fortschritten auf allen Ebenen.

Calcium phosphoricum D12

2 x 1 Gabe
täglich

– mangelnde Stütze: Zart und dürr, müde und leicht erschöpft, aber immer in körperlicher und geistiger Bewegung, ist dieses kopfschweißige Kind, dessen Kopf zu groß geraten ist im Vergleich zum dünnen Hals, so dass es ihn sogar mit der Hand stützen muss: beim Essen, in der Schule, bei den Hausaufgaben. Mit Calcium phosphoricum, über einen langen Zeitraum zugedacht, vermehren wir das Stützgewebe und verringern seine Hirnerregung. Die therapeutische Richtung strebt stets zur Mitte der Dinge!

Silicea D12

2 x 1 Gabe
täglich

– mangelnde Unterhaut: Meist haben klein gewachsene Kinder zu große Köpfe und schwitzen sauer. Dieses Kind aber friert nur. Im fehlt es an Unterhaut, welche die vermögende Reaktionskraft eines Menschen versinnbildlicht. Es geht ihm alles gleich unter die Haut ... und zu Herzen. Das macht unser Kind traurig am Morgen, ängstlich in der Nacht und allzeit schreckhaft. Die Wirkung von Silicea greift tief und bedarf entsprechender Geduld seitens der Großen.

Zusammenfassung

Vermehrtes/vermindertes Wachstum		
Hängeschultern, untergewichtig	Phosphorus D12	2 x tägl.
angeboren, Spannkraft des Gewebes fehlt	Calcium carbonicum D12	2 x tägl.
erworben, Greisenhaftigkeit	Barium carbonicum D12	2 x tägl.
erschöpft, mangelnde Stütze	Calcium phosphoricum D12	2 x tägl.
erschöpft, mangelnde Unterhaut	Silicea D12	2 x tägl.

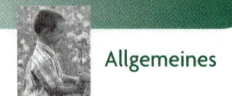

Entzündungen

Hierunter finden Sie nur Allgemeines wie Blutvergiftung und Fieber. Zur Behandlung der speziellen lokalen Entzündungen schlagen Sie bitte in den entsprechenden Kapiteln nach.

Blutvergiftung

Der berüchtigte rote Streifen unter der Haut der Extremitäten hat seinen Ursprung in einer schwelenden Wunde, häufig an den Händen, da dort die Verletzungsmöglichkeit durch stumpfe Gegenstände, durch Stachel, Sporn und Rosendorn am wahrscheinlichsten ist.

Gut zu wissen

Blutvergiftung ist gefährlich

Eine Blutvergiftung sollte nicht unterschätzt werden. Sie kann immer zu einem lebensbedrohlichen Zustand werden! Besonders, wenn der rote Streifen herzwärts wandert, sollten Sie unbedingt einen Arzt zu Rate ziehen!

Lachesis D12

2 x 1 Gabe
täglich

– **kräftig rot:** Mit kräftig, roter Erscheinung unter der Haut zieht die Blutvergiftung bedrohlich herzwärts. Schon nach der ersten Gabe Lachesis zieht sie sich an ihren Ausgangspunkt zurück.

Bufo D12

2 x 1 Gabe
täglich

– **blaurot:** Dieses Kind neigt zu eitrigen Wunden und Abszessen. Der Streifen unter der Haut ist von blauroter Farbe. Bufo heilt ihn und gleichzeitig die Neigung dazu.

Fieber

Bedenken Sie, dass Fieber als Abwehrreaktion unseres Körpers zu verstehen ist. Das bedeutet, je höher es klettert, desto besser funktioniert die Abwehr. Ein dahinschleichendes Fieber spricht für ein schlechtes Abwehrsystem. Haben Sie bei hohem Fieber bei Ihrem Kind keine Angst und bekommen Sie keine Panik! Jede Erkrankung hat ihren Sinn, auch wenn uns dieser nicht immer bekannt ist.

Fieber kann das Verhalten unserer Kinder verändern. Es ist ja nur der Ausdruck einer tiefer in der Person des Kindes liegenden Störung. So schenkt es uns oft einen Hinweis auf die Persönlichkeit des Kindes. Wer kennt nicht das Fieber unserer Kinder vor einer Klassenarbeit oder nach einem heftigen Tadel oder nach unzeitgemäßem Missbrauch seiner Naivität?

Wir neigen dazu, nur die Bedürfnisse unserer eigenen Person empfindsam zu beobachten und unsere geliebte Umwelt zu voreilig zu beurteilen. So ist es für uns zunächst befremdlich, wenn das Kind im Fieber nach Wärme verlangt. Trotzdem sind kalte Umschläge nicht bei jeder Art des Fieberverlaufs angebracht! Achten Sie vorbehaltlos auf die Eigenarten des Fiebers mit all seinen Symptomen. Dann werden Ihre Fürsorge und die Wahl Ihrer Arznei der kindlichen Individualität gerechterweise entsprechen.

Aconitum D30

1 Gabe
bei Bedarf

– plötzlich, Kühle lindert: Zu Beginn des Geschehens ist Aconitum die am häufigsten angezeigte Fieberarznei. Die Körpertemperatur steigt sehr plötzlich und unerwartet an. Die Haut ist heiß, trocken und hellrot. Der Kopf ist benommen, der Geist unruhig verwirrt und die Seele ängstlich. Kühles bringt die gewünschte Linderung.

Belladonna D30

1 Gabe
bei Bedarf

– plötzlich, Wärme lindert: Oft bricht etwa zwei Stunden später, spätestens um Mitternacht, dampfender Schweiß aus. Die Haut ist noch immer hellrot. Die Augen glänzen. Das Kind ist benommen und bis über den Kopf zugedeckt. Es verlangt nun nach Wärme, was auf Belladonna hindeutet. Das fiebernde Kind beruhigt sich mit der Arznei und fällt in einen erholsamen Schlaf.

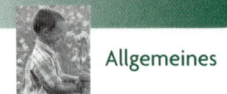

Am Morgen erwacht es frisch, oder die Entzündung hat sich an einem bestimmten Körperteil festgesetzt. Lesen Sie dann in den entsprechenden Kapiteln nach.

Veratrum viride D30
1 Gabe
bei Bedarf

– plötzlich, kaltschweißig: Dieses Fieber beginnt plötzlich, hitzig und trocken wie bei Aconitum und hat einen raschen, harten Puls wie bei Belladonna. Je länger das Fieber anhält, desto mehr Kreislaufstörungen und Ohnmachtsanwandlungen mit Frostschauern und kalten, klebrigen Schweißen gesellen sich hinzu. Ganz richtig liegen Sie mit der Wahl von Veratrum viride, wenn die Zunge von einem roten Streifen durchzogen wird.

Apis D30
1 Gabe
bei Bedarf

– durstlos, Kühle lindert: Der Volksmund nennt es Nervenfieber. Unser fieberndes Kind ist durstlos, verlangt jedoch nach kalten Getränken, die es in charakteristischen kleinen Schlucken zu sich nimmt. Hitze und Trockenheit begleiten die stechenden Schmerzen in verschiedenen Körperteilen oder Organen wie Kopf, Lunge, Herz, Rippenfell, Niere. Obwohl erschöpft, wälzt es sich ruhelos im Bett und verlangt nach Kühle. Gelegentlich schreckt es aus seiner Benommenheit mit einem schrillen Schrei auf. Nach einer Gabe Apis werden Sie überrascht zusehen können, wie rasch sich die Erscheinungen beruhigen.

Arsenicum album D30
1 Gabe
bei Bedarf

– durstlos, Wärme lindert: Auch dieses fiebernde Kind ist durstlos und trinkt nur in kleinen Schlucken, allerdings ein warmes Getränk. Ruhelos, äußerst rasch erschöpft und benommen, sehnt es sich nach innerer und äußerer Wärme. Wiederholen Sie Arsenicum album täglich, solange die ängstliche, leichenblasse Schwäche anhält.

Baptisia D30
1 Gabe
bei Bedarf

– durstlos, stumpfsinnig, schmerzlos: Plötzlich, heftig bricht das Fieber aus. Und unser hitzig gerötetes Kind verfällt von einer Minute auf die andere in einen teilnahmslosen, stumpfsinnig betäubten, berauschten Zustand. Durstlos döst es dahin, deliriert, murmelt etwas von fehlenden Körperteilen. Baptisia erlöst es ebenso schnell aus seinem Dilemma, wie dieses auftrat.

Ferrum phosphoricum D12

2 x 1 Gabe
täglich

— **putzmunter:** Dieses Kind hat trotz hohen Fiebers kein Verlangen, sich hinzulegen. Putzmunter will es spielen, in Büchern blättern oder Geschichten lauschen. Mit Ferrum phosphoricum wird die sich ausformende Entzündung (meist Zahnfleisch, Mandeln, Ohren) elegant beherrscht.

Eupatorium perfoliatum D30

1 Gabe
bei Bedarf

— **rheumatisch:** Fieber und Schmerzen am ganzen Körper, wie zerschlagen, verrenkt, geprügelt, bis in die Knochen spürbar. Deshalb nennen wir diesen Zustand auch rheumatisches Fieber, das nach Eupatorium perfoliatum verlangt. Schon innerhalb einer halben Stunde vergehen Weh und Ach, und das fiebernde Kind erholt sich langsam.

Chamomilla D30

1 Gabe
bei Bedarf

— **dampfende Schädeldecke:** Kinder, die besonders nervös, gereizt, verdrießlich und unerträglich hitzig sind, brauchen im Fieber Chamomilla. Ihre Schädeldecke ist feuchtheiß. Meist ist eine Wange rot, die andere blass. In diesem Zustand verlorener Harmonie sind sie untröstlich, wenn sie nicht genug Beachtung bekommen. Sie schreien schrill, tags und nachts. Nichts kann sie ablenken oder beruhigen außer dem tragenden, wiegenden Arm der Mutter.

Pyrogenium D30

1 Gabe
bei Bedarf

— **septisch, Schüttelfrost:** In manchen Wintern heilt keine Erkältung aus, kein Fieber ab ohne die bewährte Schüttelfrost-Nosode Pyrogenium. Die betroffenen Kinder haben heftig wallendes Blut in den Adern, das bei hohem Fieber langsam pulsiert und bei niedrigem Fieber schneller. Vor allem Kinder mit häufig wiederholten DTP-Impfungen (Diphtherie-Tetanus-Pertussis) bedürfen dieser Nosode als anregender Zwischengabe zu einer bereits gut gewählten Arznei, auch wenn die typischen Anzeichen der paradoxen Puls-Fieber-Differenz fehlen.

Cuprum metallicum D30

1 Gabe
bei Bedarf

— **Fieberkrampf:** Allzu unbedacht werden bei Fieber Antibiotika eingesetzt, um bereits erlebten Fieberkrämpfen vorzubeugen. Doch die Natur der Dinge folgt eigenen Gesetzen. Trotz Antibio-

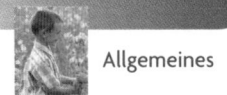

se fordert der Krampfanfall sein Recht, der uns – auch ohne vorherige Antibiose – zu Cuprum metallicum aufruft. Bei jedem weiteren Anfall wiederholen Sie eine Gabe.

Gut zu wissen

Die Eigenart beachten

Bedenken Sie beim Fieber Ihres Kindes, dass Sie die Eigenart des Verhaltens, Verlangens, der Abneigung und Unverträglichkeit bedingungslos beachten und achten. Es heißt: „Nimm deinen Nächsten, wie er ist." Das bedeutet, ihn in seinem Sosein zu belassen und empfindsam auf seine Eigenarten zu antworten.

Zusammenfassung

Fieber

plötzlich, Kühle lindert	Aconitum D30	bei Bedarf
dampfender Schweiß, Wärme lindert	Belladonna D30	bei Bedarf
plötzlich, kalte, klebrige Schweiße	Veratrum viride D30	bei Bedarf
kein Durst, Kühle lindert	Apis D30	bei Bedarf
kein Durst, Wärme lindert	Arsenicum album D30	bei Bedarf
stumpfsinnig, berauschter Zustand	Baptisia D30	bei Bedarf
putzmunter trotz hohen Fiebers	Ferrum phosphoricum D12	2 x tägl.
am ganzen Körper wie zerschlagen	Eupatorium perfoliatum D30	bei Bedarf
feuchtheiße Schädeldecke	Chamomilla D30	bei Bedarf
Schüttelfrost	Pyrogenium D30	bei Bedarf
Fieberkrämpfe trotz Antibiotikum	Cuprum metallicum D30	bei Bedarf

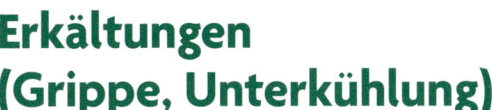

Erkältungen (Grippe, Unterkühlung)

Erkältungen aller Art gehören wohl zu jenen Erkrankungen, denen Kinder am häufigsten ausgesetzt sind. Da sich ihr Immunsystem noch „abhärten" muss, ist das natürlich und für die Entwicklung des Kindes wichtig – zumindest bis zum Schuleintritt. Je nach Verfassung des Kindes kennen wir die verschiedensten Erscheinungsformen. Im folgenden Kapitel habe ich Ihnen die häufigsten Krankheitsbilder und deren hilfreichste Arzneien zusammengestellt.

Nux vomica D30

1 Gabe
täglich

– **Wetter durcheinander:** Niest das Kind beim leisesten Luftzug und reagiert empfindlich auf eine trockene, kalte und zugige Wetterlage oder auf das ungemütliche Durcheinander, so wird Ihnen Nux vomica als Erste-Hilfe-Arznei vertraut werden. Wiederholen Sie die Verabreichung so lange, bis die nächtens im Liegen verstopfte Nase wieder ungehindert belüftet wird.

Rhus tox D30

1 Gabe
täglich

– **Unterkühlung, Durchnässung:** Ist Ihr Kind völlig durchnässt und unterkühlt, und ein warmes Bad mit anschließendem Bettkuscheln geht der Abwehr nicht mehr zur Hand, so wird es Rhus tox tun. Besonders, wenn Rücken- und Kreuzweh die üblichen Erkältungssymptome begleiten.

Mercurius solubilis D30

1 Gabe
täglich

– **epidemisch:** Im nasskalten Herbst oder im frühen Winter überfallen uns regelrechte Erkältungsepidemien. Frostschauer kriechen den Rücken hinauf und hinunter, und Wärme hilft weder uns noch Ihrem Kind. Eventuell mag Mercurius solubilis verhindern, dass die schmutzig belegte Zunge anschwillt und die Schleimhäute wund machende Sekrete absondern.

Antimonium crudum D30

1 Gabe
täglich

– **Kälteeinfluss bei Hitze:** Packen Sie Antimonium crudum am besten gleich ins Gepäck, wenn Sie schon wissen, dass Ihr Sprössling auf Baden in kaltem Wasser bei Hitze mit laufender

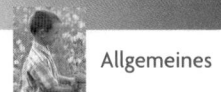

Nase, Hüsteln, Magenweh, Durchfall oder Fieber reagiert. Eine dick weiß belegte Zunge vertreibt den letzten Zweifel in der Arzneiwahl.

Gelsemium D30

1 Gabe
täglich

– Einbruch schwüler Tage: Ein Einbruch schwüler Tage – sommers oder winters – zwingt uns zur Auseinandersetzung mit einer Kopfgrippe, die sich durch Hinterkopfdruck, Schwindel und Frostschauer auszeichnet. Unser Kind hängt teilnahmslos, matt und antriebslos in den Seilen. Schleimhäute, Kopf und Glieder sind wie geschwollen. Gelsemium bringt Absonderungen und Lebensgeister wieder in Schwung.

Zusammenfassung

Erkältungen

nach Durcheinander im Wetter	Nux vomica D30	1 x tägl.
nach Unterkühlung und/oder Durchnässung	Rhus tox D30	1 x tägl.
Unverträglichkeit von kalter Umgebung bei Hitze	Antimonium crudum D30	1 x tägl.
Erkältungsepidemien im Herbst und frühen Winter	Mercurius solubilis D30	1 x tägl.
bei Einbruch schwülen Wetters	Gelsemium D30	1 x tägl.

Geburtstrauma

Immer mehr werden Schwangerschaft und Geburt zur Krankheit gestempelt, obwohl sie seit Menschengedenken natürliche Vorgänge sind. Apparate, Instrumente und Medikamente bestimmen das heutige Bild in allen Zweigen der Industrie „Gesundheit", so auch rund um die Geburt. Aber Wehenanregung oder Wehenbeschleunigung haben – wie jede Manipulation an der Natur des Menschen – schwerwiegende Folgen auf die Schicksale von Müttern und Kindern. Im Folgenden erste Hilfen für Babys, die Sie auch noch nach Wochen und Monaten einsetzen können, falls Ihnen die entsprechende Störung erst dann ins Auge fällt.

Arnica D30
1 Gabe
täglich

– **Verletzung:** Jeder unnatürliche Eingriff in den Geburtsvorgang bedeutet eine Erschütterung und Verletzung des Lebendigen. Eine zu lange Geburt, Schürfungen durch Zange oder Bluterguss durch Saugglocke bedürfen zunächst der Arnica. Sie vermeidet Spätfolgen, die sich in zentral bedingten Behinderungen äußern können, wobei auch dann noch die Behandlung mit dieser Arznei beginnen sollte.

Hypericum D30
1 Gabe
täglich

– **Nervenquetschung:** Auch Hirnsubstanz, Nervenstränge und Einzelnerven sind vor Verletzungen durch eine schwere Geburt nicht geschützt. In der Regel haben Mütter ein Gespür dafür, ob nun eher das Gewebe (Arnica) oder die Nervensubstanz verletzt wurde. Letztere bedarf des Hypericum, nicht nur nach der Geburt, sondern auch für eventuell spätere Hirnschäden mit geistiger Behinderung.

Cuprum metallicum D30
1 Gabe
bei Bedarf

– **Zyanose, „Blue Baby":** Ihr Kind erblickt das Licht dieser Welt mit blauem Gesicht, was meist durch einen Sauerstoffmangel unter der anstrengenden Geburt bedingt ist. Eine Gabe Cuprum täglich, dreimal insgesamt, dürfte zum Ausgleich genügen. Soll-

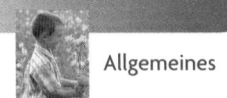

ten Sie später Krämpfe einzelner Organe, von Muskeln oder Muskelgruppen beobachten, die sich auf festen Druck bessern, dann gehört Cuprum metallicum zu Ihrer ständigen arzneilichen Hilfestellung. Sie wiederholen die Gabe, wenn Krämpfe wieder zunehmen sollten, besonders auffällig bei Beginn des Neumondes.

Symphytum D4

3 x 1 Gabe
täglich

– Schlüsselbeinbruch: Sollte Ihr kleines Wesen während der Geburt gar einen Schlüsselbeinbruch erlitten haben (etwa bei Steißlagengeburt), mindern Sie mit Symphytum durch anregende Kallusbildung die Folgebeschwerden.

Zusammenfassung

Geburtstrauma

1. Arznei nach schwerer Geburt, Gewebe verletzt	Arnica D30	1 x tägl.
2. Arznei nach schwerer Geburt, Hirn und Nerven gequetscht	Hypericum D30	1 x tägl.
blaues Gesicht durch Sauerstoffmangel	Cuprum metallicum D30	bei Bedarf
Schlüsselbeinbruch	Symphytum D4	3 x tägl.

Impfungen

(→ Entzündungen/Kinderkrankheiten)

Pro und Contra

In Deutschland besteht keine staatliche Impfpflicht. Impfen erfolgt also nach dem freien Willen der Eltern. Das heißt, Sie allein genießen die Freiheit der Entscheidung, ob geimpft werden soll oder nicht, und tragen die Konsequenzen aus dieser Entscheidung.

Bei der Impfung handelt es sich nicht um eine menscheneigene, schicksalshafte Entwicklung, sondern um einen Kunsteffekt. Deshalb müssen wir uns zunächst über Folgendes klar werden:

- ● **Wann darf geimpft werden?**

Bei einer Impfung muss sich das Immunsystem mit den zugeführten Wirkstoffen auseinandersetzen. Die Abwehrfähigkeit hängt – wie jegliche gesunde Funktion der Organe und Organsysteme – von der Widerstandskraft des jeweiligen Kindes ab, von seinem Vermögen, sich mit Fremdstoffen auseinander zu setzen, die dem Immunsystem zunächst einmal einen unzeitgemäßen, überraschenden Schock versetzen. Es ist also denkbar, dass nur gesunde Kinder zu dieser Auseinandersetzung fähig sind. Und davon wieder nur solche, deren Immunsystem bereits voll entwickelt ist, was im ersten Lebensjahr noch nicht der Fall ist.

- ● **Wann darf nicht geimpft werden?**

Nehmen wir Einblick in die „Rote Liste" für Ärzte, in der alles Wissenswerte über die jeweiligen Impfstoffe aufgelistet ist. Hier lesen wir zusammengefasst Folgendes über die Gegenanzeigen:
- – bei akuten (fieberhaften) Infekten, auch bei Verdacht einer Ansteckung durch eine Kinderkrankheit und in der Erholungsphase,
- – bei chronischen Infektionen,
- – bei Störungen, Schädigungen oder Unterdrückung des Immunsystems durch Antikörpermangelsyndrom, Immunsuppression,

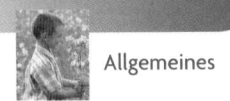

Strahlentherapie, Leukämie usw., bei Blutbildstörungen wie Thrombozytopenie und bei sehr alten Menschen,
– bei Neurodermitis, v. a. Eiweißallergien,
– bei neurologischer Erkrankung wie Hirnschäden, Anfallsleiden und bei Krampfneigung,
– wenn auf eine bereits stattgefundene Impfung eine unverhältnismäßig starke Reaktion (hohes Fieber, Ausschläge, neurologische Störungen, Krämpfe, Leistungsabfall, deutliche Verschlechterung des allgemeinen Zustandes) stattgefunden hat.

Fassen wir zusammen: Impfung ist ein Industrieprodukt und unterliegt den Manipulationsgesetzen von Nachrichtenübertragungen, die einer Massendressur gleicht, mit dem Ziel menschlicher Nutzung für einen Zweck, den der Betreffende nicht kennt. Im Anblick vorgegaukelter Gefahren soll er in Hysterie ausbrechen und dem angepriesenen Produkt verfallen. Also müssen Sie als Eltern sich entscheiden, ob Sie aktiv an den für Sie und Ihr Kind wesentlichen Informationen arbeiten wollen und Verantwortung übernehmen oder ob Sie das passiv Angesammelte nur kritisieren und keine Verantwortung tragen.

Das ist die fundamentale Forderung, die ich jeder elterlichen Entscheidung auferlege, woraus auch meine persönliche Haltung entspringt, Impfungen erst dann zurückzustellen, wenn Eltern und Behandler sich nach gewissenhafter Erwägung ihrer Grundlagenerarbeitung zutrauen, eine Infektionskrankheit des ihnen anvertrauten Kindes homöopathisch zu begleiten.

Für Anfänger empfehle ich, sich an die homöopathische Impfbegleitung zu halten. Dabei sollten Eltern Folgendes bedenken:
– Jedes Kind, jeder Mensch, ist in seiner Entwicklung und Erscheinung einzigartig. Impfungen sollten nicht nach einem allgemeinen Schema oder Impfplan verabreicht werden, sondern nach individuellen Erfordernissen.
– Bei einem Säugling ist das Immunsystem noch nicht ganz entwickelt. Außerdem kann eine Impfreaktion nur schwer zu erkennen sein. Lassen Sie erst dann impfen, wenn Ihr Kind sprechen kann. Das ermöglicht ein schnelleres und sicheres Feststellen von unerwünschten Impfreaktionen.

– Mischimpfungen hinterlassen ein Wirrwarr von Störungen. Um Wirkung und Verträglichkeit besser beurteilen zu können, sind so genannte Monoimpfungen mit nur einem Impfstoff empfehlenswert. Auch wird das Immunsystem nicht so massiv reagieren wie bei gemischten Impfstoffen.

– Informieren Sie sich über Nutzen und Risiken, bevor Sie den Kinderarzt aufsuchen. Das erspart Ihnen unliebsames Rückfragen und zumindest die Beschämung über Ihre Unwissenheit. Durch Vorabinformation sollte Ihr Ja oder Nein zur Impfung bereits fallen.

Allgemeine Komplikationen

Mütter berichten, dass Störungen noch in der folgenden Nacht, am folgenden Tag, spätestens innerhalb einer Woche auftreten. Das betrifft aber nur solche Reaktionen, die offensichtlich sind. Die versteckten, schleichenden Folgen stellen sich erst nach Monaten und Jahren ein.

Dieses Kapitel soll Ihnen helfen, die Komplikationen bei vorgenommenen Impfungen weitgehend zu minimieren. Zumindest wollen wir unserem Kind zuliebe alles unternehmen, ernsthafte Komplikationen und Langzeitschäden mit arzneilichen Hilfen und zugehörigen Nosoden (→ Einleitung) abzuwenden.

INFO

Jede Impfung kann die gleichen Komplikationen hervorrufen wie eine bereits durchgemachte Kinderkrankheit.

Apis D4

1 Gabe
stündlich akut

– **Meningismus, schlaffe Lähmung**: Nach jeder Impfung kann sich umgehend eine Hirnhautreizung einstellen. Das betroffene Kind beugt den Kopf zurück, als sei dieser aktiv zurückgezogen. Es fiebert durstlos (→ Fieber) und stößt schrille Schreie aus. Jahre nach der Impfung mag Lähmigkeit beginnen, die sich in eine schlaffe Lähmung ausprägt. Beide Zustände bedürfen des Apis, des Gifts der Biene.

Zincum metallicum D12

1 Gabe
abends

– **„Restless legs", schlaffe Lähmung**: Ist bei oder nach einer solchen Hirnhautreizung der Schlaf durch Unruhe in den Beinen gestört, wird Zincum metallicum die nötige Nervenruhe bescheren und gleichermaßen einer späteren, schweren schlaffen Lähmung vorbeugen.

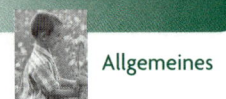

DTP
(Diphtherie-Tetanus-Pertussis)

Gut zu wissen

Einzelimpfung ist besser erträglich

Die meisten Impfstoffe werden als Mischung verabreicht, so auch DTP für Diphtherie, Tetanus und Pertussis (Keuchhusten). Verlangen Sie zumindest Einzelimpfungen, damit die anfallenden Gifte besser ausgeleitet werden können.

Setzen Sie nach der Impfung einmalig die entsprechenden Nosoden in wöchentlichen Abständen nacheinander ein oder bereits vor der Impfung zur Vorbeugung von Komplikationen danach.

Pyrogenium D30

1 Gabe

bei Bedarf

– **Husten:** Trotz Nosodengaben bleibt die Zunahme schwerwiegender, winterlicher Erkältungen bei unseren Kindern. Sicherlich haben Sie dafür, für den Schnupfen, die Bronchitis, den Husten bereits eine gute Arznei ausgewählt. Aber sie wirkt nur erleichternd, nicht durchgehend. Das ist der Augenblick, Pyrogenium Ihrer Behandlung dazwischen zu schieben, und zwar immer dann, wenn Sie das Gefühl haben, der Heilung einen Schubs geben zu müssen.

Tetanus D30

1 Gabe

wöchentlich

– **Leistungsabfall:** Eine andere schwere Folge habe ich nach der DTP-Impfung beobachtet: sich einschleichende Schwäche, allmählichen Leistungsabfall in der Schule und Konzentrationsstörungen. Personenbezogen sind diese Beschwerden selten zu erfassen, so dass die Tetanus-Nosode, bis zum Aufleben vormaliger Fähigkeiten verabreicht, zur Behandlung genügt.

Hepatitis A und B

- **Hepatitis A**

Eine dreimalige Impfung innerhalb von sechs Monaten soll Schutz für fünf Jahre bieten. Greifen Sie lieber zur vorbeugenden Therapie für sich und Ihr Kind (siehe unten), falls die Familie sich in gefährdete Gebiete begibt.

- **Hepatitis B**

Ein relativ neu entwickelter, gentechnisch hergestellter Impfstoff ist gegen Hepatitis B auf dem Markt. Bisher fehlen Erfahrungswerte aus der Nachbeobachtung der Geimpften. Es ist jedoch anzunehmen, dass – wie bei allen Impfungen – die Symptome der akuten, aber auch der chronischen Störung ausgelöst werden können, selbst noch nach vielen Jahren. Derzeit häufen sich weltweit die Berichte über die erschütternde Zunahme von kindlichem Diabetes.

- **Vorbeugung auf Reisen**

Natrium sulfuricum D12
1 Gabe
täglich

– **feuchtes Klima:** in Gebieten mit feuchtem, heißem, schwülem Klima.

Chionanthus D12
1 Gabe
täglich

– **trockenes Klima:** in Gebieten mit trockenem Klima oder in Sumpfgebieten.

Hib (Haemophilus influenzae b)

Diese Infektion gehört zu den häufigsten bakteriellen Erkrankungen unserer Kinder bis zum 18. Lebensmonat. Die Übertragung der Bakterienstäbchen geschieht unmittelbar von Mensch zu Mensch durch Tröpfchen in der Luft. Die häufigsten Erkrankungen sind zur Hälfte Hirnhautentzündung (Meningitis), zu 3% Lungenentzündung (Pneumonie), zu 8% Gelenkentzündung (Arthritis) und Kno-

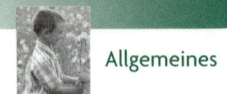

chenmarksentzündung (Osteomyelitis), zu 7% Blutvergiftung (Sepsis) und zu 1% Nierenbeckenentzündung (Pyelonephritis). Im dritten Lebensjahr können wir noch zu etwa 30% die gefürchtete Kehlkopfentzündung (Epiglottitis) erleben. Bis zum sechsten Lebensjahr verringert sich die Infektionsgefahr signifikant.

Bei der Infektion sowie bei den Nebenwirkungen der Immunisierung, die mit DTP (→ DTP-Impfung) und Polio (→ Polio-Impfung) gleichzeitig appliziert wird, handelt es sich um eine fieberhafte Infektion. Deshalb behandeln wir sie mit den unter Fieber im Kapitel Entzündungen aufgeführten Arzneien. Das Bakterium ist ja nur ein Zeichen und nicht der Auslöser einer Krankheit!

Bufo D12

2 x 1 Gabe
täglich

– **Bronchitis, Ekzeme:** Nur selten wird gegen Hib allein geimpft. Danach kann sich eine Bronchitis entwickeln, die sich Tage später sogar zu Erstickungsanfällen steigert. Auch nach der ausgeheilten Bronchitis bleiben Würgeanfälle mit dunkelblauem Blutstau im Gesicht. Kurze Zeit nach der Impfung blüht im Gesicht eine Neurodermitis auf. Die Haut ist teils trocken-schuppig, teils eitrig-nässend. Oft wird sie vom leidenden Kind bis zur blutenden Unterhaut aufgekratzt. Dicker, gelb verkrusteter Milchschorf bildet sich auf der Kopfhaut. Am restlichen Körper, einschließlich der Arme und Beine, sprießen girlandenförmige, weiß schuppende Ekzemplacken. Bei Wärme, beim Ausziehen und nachts juckt es am meisten. Die Kinder schwitzen nachts stark, sämtliche Ausdünstungen riechen abscheulich. Viele der betroffenen Kinder sind in ihrer Entwicklung weit zurück. Einige wiegen, sobald sie sitzen, ihren Kopf und Oberkörper rhythmisch oder schutteln anfallsartig den Kopf. Ihr Mund steht offen und sabbert, die Zunge ist blassblau, löffelförmig nach unten gewölbt, wobei sie minutenlang zu etwa einem Drittel aus dem Mund herausragt. Ihr betroffenes Kind ist höchst berührungsempfindlich. Sollten Sie es als solches erkennen, werden Sie mit Bufo erstaunliche Erfolge erzielen. Muss die Impfung also wirklich sein, frage ich mich?

MMR (Masern-Mumps-Röteln)

Die aus Lebendimpfstoffen (Vorsicht: Ansteckungsgefahr!) kombinierte Impfung gegen Masern, Mumps und Röteln wird nicht selten mit der Polio-Schluckimpfung verabreicht. In der Regel verursacht nun der Masernimpfstoff die häufigsten Komplikationen, da er die lithämische Diathese (→ Einführung) aktiviert. Spätschäden sind immer auf langsam agierende Viren zurückzuführen.

Silicea D6

3 x 1 Gabe
täglich

– **Atemnot, Durchfall, Epilepsie:** Sollte es nach dieser Impfung zu Atemnot und/oder Durchfall oder zu epileptischen Anfällen kommen, reichen Sie Ihrem Kind Silicea. Sicherlich ist es körperlich und geistig nicht das kräftigste aller Kinder. Stimmt's?

Camphora D1

1 Gabe
bei Bedarf

– **Kreislaufschwäche:** Ungeachtet der Person: Kreislaufschwäche nach der Impfung ruft nach Camphora. Träufeln Sie zwei Tropfen auf Zucker, damit sie genießbarer werden.

Carbo vegetabilis D30

1 Gabe
bei Bedarf

– **Ohnmachtsneigung:** Sehen Sie eine bis dato unbekannte Neigung Ihres Kindes zu Ohnmachtsanfällen mit der Impfung in Zusammenhang stehen, so dürfte Carbo vegetabilis die erloschenen Lebensgeister anfachen.

Moschus D12

2 x 1 Gabe
täglich

– **Enzephalitis:** Selten manifest, aber andeutungsweise unbemerkt verlaufend, treten nach der Impfung Zeichen einer schweren Impfkomplikation auf: Hirnentzündung (Enzephalitis). Ihr begegnen wir mit Moschus, obwohl einer eventuellen Klinikeinweisung homöopathischerseits nichts im Wege steht. Eltern entscheiden entsprechend ihrem Vermögen.

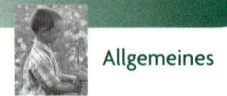

Polio

Gelsemium D6

3 x 1 Gabe
täglich

— **Lähmungen überall:** Die Folgeerscheinungen können die ganze Palette der Kinderlähmung aufweisen. Hier hat sich die zusätzliche Gabe von Gelsemium bewährt, selbst wenn die Auslösung schon viele Jahre zurückliegt.

Variolinum D30

1 Gabe
wöchentlich

— **Oberlidlähmung:** Treten nur Lähmungen der Augenmuskeln und/oder der Oberlider auf, so gestattet mir meine Erfahrung, Ihnen Variolinum ans Herz zu legen.

Zusammenfassung

Impfungen		
entsprechend der Impfung, auch vorbeugend	Nosoden in D30	wöchentl.
Hirnhautreizung, schlaffe Lähmung	Apis D4	stündl.
Unruhe in den Beinen, schlaffe Lähmung	Zincum metallicum D12	1 x tägl.
schwere Erkältungen nach DTP-Impfung	Pyrogenium D30	bei Bedarf
Leistungsabfall nach DTP- oder Tetanus-Impfung	Tetanus D30	wöchentl.
Hepatitis-Vorbeugung in feuchtem Klima	Natrium sulfuricum D12	1 x tägl.
Hepatitis-Vorbeugung in trockenem Klima	Chionanthus D12	1 x tägl.
Bronchitis, Ekzeme nach Hib-Impfung	Bufo D12	2 x tägl.
Atemnot und/ oder Durchfall	Silicea D6	3 x tägl.
Kreislaufschwäche	Camphora D1	bei Bedarf
Ohnmachtsneigung	Carbo vegetabilis D30	bei Bedarf
Enzephalitis	Moschus D12	2 x tägl.
Muskellähmung nach Polio-Impfung	Gelsemium D6	3 x tägl.
Oberlidlähmung nach Polio-Impfung	Variolinum D30	wöchentl.

Zecken
(FSME – Frühsommermeningoenzephalitis)

Zecken übertragen nicht nur die Lyme-Borreliose, sondern auch ein Enzephalitisvirus, gegen das seit wenigen Jahren ein Impfserum in gefährdeten Gebieten empfohlen wird. Die Möglichkeit einer Infektion ist verschwindend gering (etwa 2%) im Vergleich zu den Nebenwirkungen einer möglichen Meningoenzephalitis. Restschaden dieser Erkrankung ist unter anderem die in beiden Beinen heftig schmerzende Entzündung der Nervenwurzeln aus dem Rückenmark (Radikuloneuritis), die das ganze Leben lang therapeutisch unbeeinflussbar bleibt. Eine rasche homöopathische Vorbeugung bei einem Zeckenbiss (→ Haut/Zeckenbisse) ist die Lösung zur ökonomisch kultivierten Panikmache um diese speziellen Insekten.

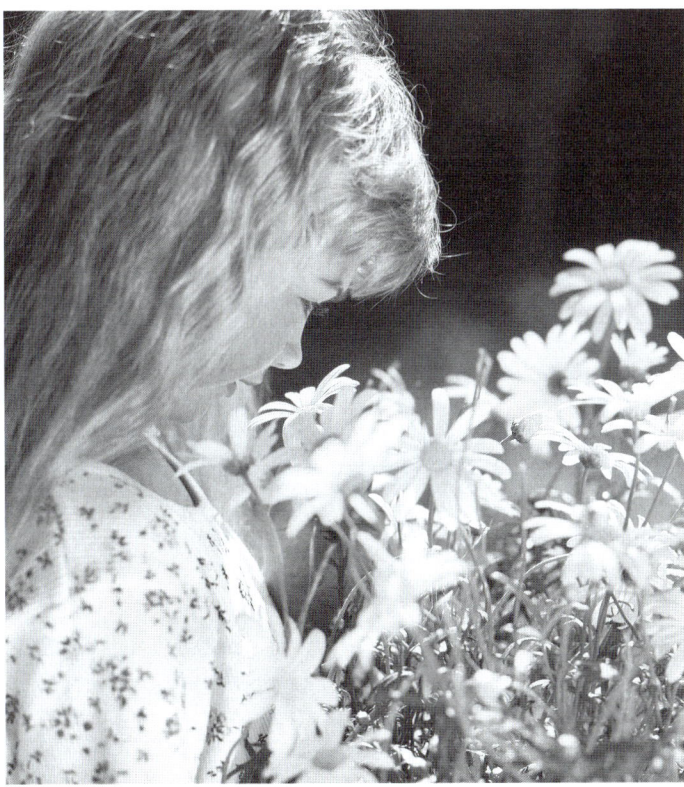

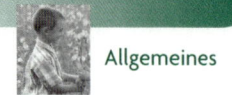

Kinderkrankheiten

Alle Kinderkrankheiten sind Ausdruck einer angeborenen Minderwertigkeit des Abwehrsystems. Der Sinn der Erkrankung liegt darin, diese Minderwertigkeit zu überwinden. Dies erklärt die lebenslange Immunität gegen die durchgemachte Infektion. Das Abwehrsystem ist gereift. Nach der Erkrankung bemerken wir bei unseren homöopathisch behandelten Kindern eine nachlassende oder sogar verschwindende Anfälligkeit gegen Erkältungen oder andere Kränklichkeiten und obendrein einen erfreulichen Aufschwung in ihrem Verhalten. Das wird durch eine Impfung niemals erreicht werden.

Keuchhusten

(→ Atemwege/Husten/Krupphusten)
Der Keuchhusten soll von unseren Kindern trotz nächtlicher Luftnot gut durchgestanden werden, weil er durch die Aktivierung und Überwindung einer ruhenden Diathese (→ Einleitung) eine positive charakterliche Änderung nach sich zieht. Also rüsten Sie neben den zutreffenden Arzneien auch Ihre Geduld: Üben wir uns gemeinsam in ihr, damit wir klüger werden.

Belladonna D30

1 Gabe
bei Bedarf

– **Bellhusten:** Die Hustenanfälle beginnen meist abends im Bett und halten die Nacht über an. Der Husten ist trocken, bellend, das Kind hitzig und möchte warm eingehüllt werden. Geben Sie Belladonna am Abend. Ihr Kind weint vor dem Husten, weil ihm der Bauch weh tut.

Arnica D30

1 Gabe
bei Bedarf

– **Brustschmerz:** Gleichermaßen weint dieses Kind vor dem Husten, weil es den heftigen Kitzelhusten vorausahnt und ihm die Brust entsprechend weh tut. Das sollte mit Arnica kein Problem mehr sein.

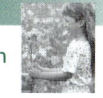

Drosera D4

3 x 1 Gabe
täglich

– **hohler Husten:** Wird der Husten eher hohl klingend, als huste man in einen leeren Kochtopf, verschlimmert er sich um Mitternacht bis zwei Uhr morgens, dann lassen Sie Drosera folgen und geben eventuell auch nachts eine Gabe. Ihr Kind hält sich den Brustkorb oder den Bauch beim Husten.

Spongia D4

3 x 1 Gabe
täglich

– **giemend:** Wird der Husten eher krächzend, kratzend, giemend, als atme man durch einen Schwamm, und verschlimmert er sich beim Niederlegen des Kindes am Abend und um Mitternacht, dann ist eher Spongia angezeigt. Auch diese Arznei kann nachts wiederholt werden. Aufgrund der homöopathischen Behandlung begegnen wir Komplikationen nur noch selten. Mit den bisher aufgeführten Arzneien wird der Keuchhusten oft rasch überwunden.

Coccus cacti D6

3 x 1 Gabe
täglich

– **Faden ziehendes Sekret:** Der Husten bleibt meist trocken. Selten verflüssigt sich das Sekret zu dickem, glasigem, Faden ziehendem Schleim. Die Anfälle treten eher abends beim Niederlegen und morgens beim Erwachen auf, klingen wie ein Raucherhusten und werden mit einem stets bereitstehenden Glas kühlen Wassers und mit Coccus cacti unterbunden. Diese Arznei hilft ausgezeichnet, wie auch beim Raucherhusten des Vaters.

Cuprum metallicum D30

1 Gabe
bei Bedarf

– **blaues Gesicht:** Häufig verfärbt sich beim Hustenanfall das Gesicht des Kindes blau, insbesondere beim Husten, wie er attackenweise würgend und krächzend, unter Drosera beschrieben, ohne Pause auftritt. Die Daumen Ihres Kindes sind in die Fäuste gesteckt und brauchen Cuprum metallicum zur Entspannung.

Sanguinaria D6

3 x 1 Gabe
täglich

– **rotes Gesicht:** Nach der akuten Spanne der Erkrankung kann ein hartnäckiger, trockener Husten überdauern. Das Blut staut sich dabei im Kopf, was als pulsierender Kopfschmerz beklagt wird. Das Gesicht verfärbt sich rot. Sanguinaria wird die Ausheilung einleiten.

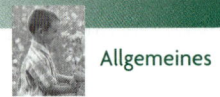

Bromum D6

3 x 1 Gabe
täglich

– **heiser:** Ebenso kann sich nach der akuten Phase eine Entzündung des Kehlkopfes und der Luftröhre mit Heiserkeit entwickeln. Der Husten, eher ein Reizhusten mit Räusperzwang und Kältegefühl im Rachen, verschlimmert sich im warmen Zimmer, im warmen Frühjahr, bei heißem Wetter und beim Niederlegen. Das Kind verlangt nach kleinen Schlucken kalten Wassers und nach Bromum, das den Reiz und auch diese Komplikation ausheilt.

Zusammenfassung

Keuchhusten		
Bellhusten, weint vor Anfall	Belladonna D30	bei Bedarf
wunde Brust, weint vor Anfall	Arnica D30	bei Bedarf
hohler Husten	Drosera D4	3 x tägl.
schwammiger Husten	Spongia D4	3 x tägl.
wie „Raucherhusten"	Coccus cacti D6	3 x tägl.
Gesicht läuft blau an, metallischer Husten	Cuprum metallicum D30	bei Bedarf
anhaltender trockener Husten, rotes Gesicht	Sanguinaria D6	3 x tägl.
anhaltende Heiserkeit mit Räuspern	Bromum D6	3 x tägl.

Masern

Aconitum D30

1 Gabe
bei Bedarf

– **akuter Beginn:** Meist beginnt diese Erkrankung mit Fieber ohne Schweiß. Steht die trockene Hitze mit viel Durst und unruhiger Angst im Vordergrund, so geben Sie zuerst Aconitum.

Apis D30

1 Gabe
bei Bedarf

– **Schwellungen:** Steht jedoch anfänglich die Schwellung der Haut und Schleimhäute im Vordergrund und Ihr Kind äußert keinen Durst, dann wählen Sie eher Apis.

Mit Ausbruch des Ausschlages formen sich so genannte Begleiterscheinungen aus: Bindehautentzündung, Schnupfen und Husten in der Reihenfolge ihres Auftretens.

Euphrasia D12

2 x 1 Gabe
täglich

– Bindehaut, „verheult": Die Bindehautentzündung verlangt nach Euphrasia, dem Augentrost, eventuell auch als Augentropfen (von der Firma Wala) träufeln.

Pulsatilla D6

3 x 1 Gabe
täglich

– Schnupfen, „verrotzt": Die Begleiterscheinung Schnupfen erfordert Pulsatilla. Er ist zäh, mild und gelbgrün. Fieber, Durst und Kind bleiben ebenso mild wie die Ausscheidungen.

Bryonia D4

1 Gabe
stündlich

– Hackhusten, „verschleimt": Danach tritt in den meisten Fällen der harte, trockene, schmerzhafte Husten auf, der mit Bryonia allmählich verschleimt. Das begleitende Fieber besteht unbeeinflussbar fort. Ihr Kind wird schläfrig und fantasiert vielleicht.

Sulfur D30

1 Gabe
bei Bedarf

– Juckreiz, Schwäche: Darauf kann ein Juckreiz erscheinen, der von Sulfur gelindert wird. Das bringt auch den leicht violetten Ausschlag zur vollen Blüte. Oder Ihr Kind erholt sich nur langsam, ist entkräftet und wird schwächer.

Zusammenfassung

Masern

akuter Beginn mit Fieber ohne Schweiß	Aconitum D30	bei Bedarf
Schwellungen der Haut und Schleimhäute	Apis D30	bei Bedarf
Entzündung der Bindehaut	Euphrasia D12	2 x tägl.
Begleiterscheinung Schnupfen	Pulsatilla D6	3 x tägl.
harter, trockener, schmerzhafter Husten	Bryonia D4	1 x stündl.
Juckreiz oder Schwäche nach den Masern	Sulfur D30	bei Bedarf

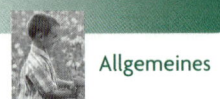

• **Komplikationen bei Masern**

Silicea D6

3 x 1 Gabe
täglich

– **Atemnot, Durchfall:** Atemnot und Durchfall verlangen nach Silicea, ähnlich wie bei der Masern-Impfung.

Camphora D1

1 Gabe
bei Bedarf

– **Kreislauf:** Die gelegentliche Kreislaufschwäche wird mit Camphora behoben. Reichen Sie einige Tropfen auf Zucker zur Geschmacksverbesserung.

Carbo vegetabilis D30

1 Gabe
bei Bedarf

– **Ohnmacht:** Für eine bisher nicht gekannte Ohnmachtsneigung wählen Sie Carbo vegetabilis (→ Allgemeines/Ohnmacht).

Moschus D12

2 x 1 Gabe
täglich

– **Enzephalitis:** Weniger häufig wie vorige Störungen, aber trotzdem zu beobachten, stellt sich eine Hirnentzündung (Enzephalitis) ein, die mit Moschus ausheilt.

Gut zu wissen

Gut beobachten

Alle Erscheinungen bedürfen empfindsamer Beobachtung durch die Eltern.

Zusammenfassung

Komplikationen Masern

Durchfall und/oder Atemnot	Silicea D6	3 x tägl.
Kreislaufschwäche	Camphora D1	bei Bedarf
Neigung zur Ohnmacht	Carbo vegetabilis D30	bei Bedarf
Enzephalitis	Moschus D12	2 x tägl.

Mumps

Belladonna D30

1 Gabe
bei Bedarf

– **Fieber:** Mumps nimmt bei Kindern vor der Pubertät einen gelinden Verlauf. Das anfängliche Fieber ist mit Belladonna gut beherrschbar.

Mercurius solubilis D30

1 Gabe
täglich

– **Speichelfluss:** Besteht ein starker Speichelfluss und lindern sich die Beschwerden durch Kühle, greifen Sie zu Mercurius solubilis. Diese Arznei ist auch bei jungen Menschen während oder nach der Pubertät angezeigt. Sie beeinflusst Entzündung und folgende Unfruchtbarkeit der Keimdrüsen. Beachten Sie dabei die so genannte Mercur-Zunge mit Schwellung, mit schmutzigem, grauweißem Belag und übel riechendem Gestank.

Pulsatilla D6

3 x 1 Gabe
täglich

– **Keimdrüsen:** Begleitet ein schleichendes Fieber die Infektion, und schwellen Hoden, Nebenhoden oder Eierstöcke an wie beim vorigen Kind und schmerzen, dann besänftigt Pulsatilla das Geschehen.

Barium carbonicum D6

3 x 1 Gabe
täglich

– **harte Schwellung:** Normalerweise verschwindet die weiche Schwellung der Ohrspeicheldrüsen nach acht bis zehn Tagen. Besteht sie aber fort und verhärtet sich, dann lassen Sie Barium carbonicum folgen.

Zusammenfassung

Mumps

Fieber, gelinder Verlauf	Belladonna D30	bei Bedarf
starker Speichelfluss	Mercurius solubilis D30	1 x tägl.
schleichendes Fieber, Keimdrüsen geschwollen	Pulsatilla D6	3 x tägl.
Ohrspeicheldrüsen hart geschwollen	Barium carbonicum D6	3 x tägl.

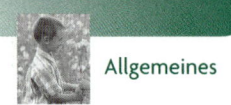

Röteln

Röteln sind von Masern kaum unterscheidbar, verlaufen aber meist nicht so störungsreich. Der Ausschlag jedenfalls sollte gut herauskommen. Er erscheint von oben nach unten und heilt auch so ab.

Aconitum D30
1 Gabe
einmalig

– **plötzliches, fiebriges Exanthem**: Denken Sie, wie immer zu Beginn des trockenen Fiebers mit ängstlicher Ruhelosigkeit, an Aconitum. Wiederholen Sie die Gabe am nächsten Tag, falls das Fieber noch besteht. Wenn nicht, ist der Verlauf regelrecht und Ihr Kind wird ohne weitere Arznei auskommen.

Zincum metallicum D30
1 Gabe
einmalig

– **schwaches Exanthem**: Erscheint der Rötelnausschlag nicht eindeutig oder schwach, reichen Sie dem Kind jetzt Zincum metallicum, um eventuelle Folgen des bisher unterdrückten Ausschlages (beispielsweise durch vorangegangene Impfung) zu vermeiden.

Scharlach

Diese Krankheit tritt epidemisch auf, das heißt, es erkranken immer mehrere Menschen gleichzeitig. Sie beginnt mit Fieber (→ Fieber), welches sehr verschiedenartig sein kann. Dann folgt ein Ausschlag.

- **1. Phase: Fieber**

Apis D30
1 Gabe
bei Bedarf

– **durstlos**: Trockene Hitze ohne Durst und eine glatte, trockene Zunge verlangen nach Apis, bis der Ausschlag erscheint. Ist dann das Gesicht geschwollen, fahren Sie mit einer Gabe täglich fort. Bei solchem Verlauf kann der Ausschlag ausbleiben, dafür jedoch der Hals geschwürig werden. Auch hierfür hilft Apis.

Belladonna D30
1 Gabe
1- bis 2-stündlich

– **dampfend**: Eine andere Fieberart mit Röte im Gesicht, die Zunge wie eine Erdbeere, mit viel dampfendem Schweiß und Verlangen nach warmem Einhüllen braucht Belladonna. Der daraufhin folgende Ausschlag ist eher flach und glatt und bedarf weiterhin dieser Arznei bis zur Abheilung. Unsere Arznei beugt gleichermaßen den so gefürchteten Komplikationen vor!

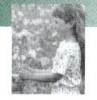

Lachesis D12

2 x 1 Gabe
täglich

– **septisch:** Der eher septische Verlauf mit trockener Hitze, Frost-schauern und Schüttelfrost im Wechsel, mit trockenem Mund und viel Durst braucht Lachesis. Tritt im Verlauf Schweiß ein, fühlt sich unser Kind erleichtert. Der Ausschlag ist eher bläulich-rot, das Gesicht ist jedoch von eher hitziger, roter Farbe, nach Kühle begehrend.

Zusammenfassung

Scharlach 1. Phase

trockene Hitze ohne Durst, hellroter Ausschlag	Apis D30	bei Bedarf
dampfende Hitze, kräftig roter Ausschlag	Belladonna D30	1 x bis 2 x stündlich
trockene Hitze, blauroter Ausschlag	Lachesis D12	2 x tägl.

• **2. Phase: Komplikationen bei Scharlach**

Lycopodium D6

3 x 1 Gabe
täglich

– **schwach:** In der zweiten Phase kann unser Patient blass werden und sich schwach fühlen. Lycopodium baut wieder auf, be-sonders wenn es sich um ein schlankes, hageres Kind handelt.

Mercurius solubilis D30

2 x 1 Gabe
täglich

– **eitrige Halsentzündung:** Bei Halsentzündung (→Atemwege/ Halsschmerzen) mit eitrigen Belägen, stinkendem Atem, großer, weißgrau belegter Zunge, die an ihrem Rand Zahneindrücke auf-weist, und mit stinkendem, lästigem Nachtschweiß geben Sie Mercurius solubilis.

Acidum nitricum D6

1 Gabe
täglich

– **geschwürige Halsentzündung:** Sind die eitrigen Beläge von Geschwüren durchsetzt bei gleichen Begleiterscheinungen, dann wählen Sie eher Acidum nitricum.

Ailanthus D6

3 x 1 Gabe
täglich

– **dunkelrotes Exanthem:** Der Ausschlag ist ebenso vielgestalig wie das Fieber. Wir kennen bereits seine Erscheinungen, wie sie bei Apis, Belladonna und Lachesis beschrieben stehen. Ein groß-fleckiger, dunkelroter Ausschlag verlangt nach Ailanthus. Das Gesicht ist erst hochrot, dann blass und bläulich. Das Fieber

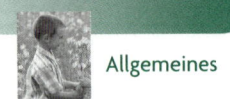

wechselt mit Frostschauern. Unser kleiner Patient wird schwächer, benommener und ist mit kaltem Schweiß bedeckt. Das ist das Bild des „bösartigen Scharlachs" – ein eher bedrohlicher Verlauf, der sich aber sicher nicht so entwickelt, wenn Sie von Beginn an gut beobachten und die passende Arznei wählen.

Rhus tox D30

1 Gabe
bei Bedarf

– **Juckreiz:** Wenn ein ungewöhnlicher Juckreiz plagen sollte, verabreichen Sie zwischendurch Rhus tox, am besten abends.

Zusammenfassung

Scharlach 2. Phase		
Schwäche, Blässe	Lycopodium D6	3 x tägl.
stinkende eitrige Halsentzündung	Mercurius solubilis D30	2 x tägl.
stinkende geschwürige Halsentzündung	Acidum nitricum D6	1 x tägl.
großfleckiger, dunkelroter Ausschlag	Ailanthus D6	3 x tägl.
bei Juckreiz als Zwischengabe	Rhus tox D30	bei Bedarf

3. Phase: Reststörungen bei Scharlach

Nach der Erkrankung können sich Störungen einstellen, von denen hier die häufigsten beschrieben seien.

Barium carbonicum D6

3 x 1 Gabe
täglich

– **harte Lymphdrüsen:** Bleiben die Lymphdrüsen im Halsbereich größer und härter als gewöhnlich zurück, wird sie Barium carbonicum erweichen.

Thuja D6

3 x 1 Gabe
täglich

– **Erkältung:** Verweilt ein Erkältungsinfekt mit lockerem Husten und gelbgrünem, sämigem Schnupfen, hilft Thuja.

Cantharis D6

3 x 1 Gabe
täglich

– **Blasenentzündung:** Und stellt sich nach der Infektion eine Entzündung der Harnblase ein, heilt Cantharis die Restbeschwerden aus.

Zusammenfassung	**Scharlach 3. Phase**		
	harte Lymphdrüsen in der Folge	Barium carbonicum D6	3 x tägl.
	Bronchitis in der Folge	Thuja D6	3 x tägl.
	Entzündung der Harnblase in der Folge	Cantharis D6	3 x tägl.

Windpocken

Antimonium crudum D4

3 x 1 Gabe
täglich

– **Narben:** Fast alle Kinder sind für Windpocken empfänglich. Diese verlaufen im Allgemeinen gelinde. Wenn Sie die ängstliche Unruhe mit Aconitum D30 oder die starken pulsierenden Kopfschmerzen im schläfrigen Fieber mit Belladonna D30 (→Allgemeines/Fieber) ausgeglichen haben, ist die folgende Arznei Antimonium crudum, um den Vernarbungen vorzubeugen.

• **Komplikationen bei Windpocken**

Rhus tox D30

1 Gabe
bei Bedarf

– **intensiver Juckreiz:** Den intensiven Juckreiz eines kräftig roten Bläschenausschlages beherrschen Sie mit Rhus tox. Meist ist keine weitere Arznei nötig.

Sulfur D30

1 Gabe
bei Bedarf

– **anhaltender Juckreiz:** Bleibt der Juckreiz aber reaktionslos auf vorige Arznei und haftet in seiner Unerträglichkeit, lassen Sie Sulfur folgen.

Mercurius solubilis D30

1 Gabe
täglich

– **eitrige Pocken:** Werden die Bläschen eitrig, so dürfen Sie den brennenden, nächtlichen Schmerz mit Mercurius solubilis löschen.

Antimonium crudum D4

3 x 1 Gabe
täglich

– **chronischer Husten:** Auch ein harter Husten nach der Erkrankung, als häufigste Komplikation bekannt, spricht sehr gut auf Antimonium crudum an.

Sulfur D30

1 Gabe
einmalig

– **Ausleitung:** Ist die Erkrankung überstanden, wählen Sie zur besseren Ausleitung der zurückgebliebenen Körpergifte Sulfur.

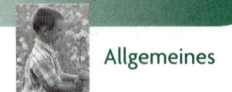

Ohnmacht

Eine Ohnmacht ist immer ein dramatisches Geschehen, bei dem Sie schnell reagieren müssen. Deshalb ist es hilfreich, die folgenden Arzneien gut zu kennen.

Ohnmacht kann verschiedene Auslöser haben: Erschöpfung, Überanstrengung, Hitze, Schwüle, Vergiftung usw. Übliche, aber nicht notwendige Begleitempfindungen davor sind: Schwindel jeden Grades, Flimmern oder Schwarzwerden vor den Augen, das Gefühl, man ginge auf „Watte" oder alles „sacke ab".

- Legen Sie den Ohnmächtigen als Erstes flach auf den Rücken, um Verletzungen zu vermeiden.
- Heben Sie beide Beine möglichst hoch, um die Blutzufuhr zum Gehirn zu gewährleisten.
- Beim Gefühl aufkommender Ohnmacht unterziehen Sie das betroffene Kind ebenfalls beider Maßnahmen, sollte noch Zeit dazu sein.

Wird Ihr Kind häufig von einer Ohnmacht überrascht, sollte geklärt werden, ob das Herz oder der Kreislauf schwach sind oder ob eine andere Grunderkrankung vorliegt. Geht die Ohnmacht mit krampfartiger Übelkeit im Oberbauch einher, sollten Sie unbedingt herausfinden lassen, ob eine Zuckerkrankheit ausgeschlossen werden kann.

Camphora D1

2 Tropfen
einmalig

- **Notfall:** Im Notfall können Sie sich auf die Wirksamkeit von Camphora verlassen. In kürzester Zeit verzieht der Ohnmächtige seine Gesichtsmuskeln und sein Bewusstsein kehrt zurück.

Blasse Ohnmacht

Veratrum album D30

1 Gabe
bei Bedarf

- **Kühle lindert:** Wegen niedrigen Blutdrucks leidet Ihr Kind häufig unter Schwindel beim Bücken, Aufrichten und Umdrehen. Ohnmachtsähnliche Anfälle stellen sich vor allem nach Schreck, Ärger, Aufregung, Furcht, Zorn, Infektionskrankheiten oder länger dauernden Durchfällen ein. Die Augen sind eingefallen, das

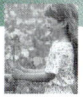

blassbläuliche Gesicht ist mit kaltem Schweiß bedeckt. Durch Essen und kaltes Trinken oder Auf- und Abgehen bessert sich sein Zustand zumindest vorübergehend. Es friert, aber verweigert warmes Einhüllen. Veratrum album wird schon bei den ersten Anzeichen behilflich sein.

Carbo vegetabilis D30
1 Gabe
bei Bedarf

– Luft zufächern lindert: Eine andere Art von Ohmacht beginnt mit Ohrensausen und Schweiß an Händen und Füßen. Das Gesicht ist eingefallen, blassbläulich und wächsern. Der Kopf ist schwer wie Blei. Ihr Kind friert, verträgt warmes Einhüllen, aber keine Schwüle oder überheizte Zimmer. Es möchte nur frische Luft zugefächelt bekommen. Es hört alles und reagiert auf nichts! Bitte bedenken Sie dies bei Äußerungen, die in der Anwesenheit des ohnmächtigen Kindes gemacht werden, und legen Sie Carbo vegetabilis hinter die Unterlippe. Oft liegt dieser Art Ohnmacht eine Stoffwechselerkrankung zugrunde.

Arsenicum album D30
1 Gabe
bei Bedarf

– Wärme lindert: Eine Steigerung der Erscheinungen mit Übelkeit zum Sterben und Totenelendigkeit verlangt nach Arsenicum album. Das Gesicht unseres Kindes ist leichenblass. Dazu gesellen sich heftige Unruhe und hektische Angst. Wärme bei geschlossenem Fenster beruhigt den innerlichen, zittrigen Frost des Ohnmächtigen. Erinnern Sie sich an die Nahrungsmittelvergiftung im Kapitel Durchfall?

Hyoscyamus D30
1 Gabe
bei Bedarf

– fantasiert, will fliehen: Eigenartig, aber nicht ungewöhnlich ist die Ohnmächtigkeit beim Anblick und beim Hören von fließendem Wasser, also Wasserhahn, Fluss, Meer. Sie tritt sowohl akut in der Folge von erlittenem Unrecht, Misstrauen oder Liebesenttäuschung auf als auch in der Folge von Verletzungen oder Vergiftungen. Unser Kind ist dabei heftig erregt. Zunächst weist es Hilfe und Arznei zurück. Es zuckt am ganzen Körper, macht mit den Händen eigenartige, zupfende Bewegungen in der Luft. Stuhl und Harn gehen unwillkürlich ab. Das Gesicht ist erschreckend blass, bis Hyoscyamus, unter die Zunge geschmuggelt, dem Spuk ein Ende setzt.

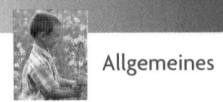

Rote Ohnmacht

Opium D30

1 Gabe
bei Bedarf

— dunkelrot: Es gibt nur einen bewusstlosen Zustand mit dunkelroter Gesichtsfarbe, der ausschließlich des Opiums bedarf. Kehrt nach einer Gabe das Bewusstsein nicht zurück, wiederholen Sie die Gabe nach zehn Minuten. Der Auslöser dieses Zustandes ist meist heftiger Schreck oder Schock.

Acidum hydrocyanicum D6

1 Gabe
alle 10 Minuten

— bläulich: Das dramatischste, gefährlichste Geschehen ist die plötzliche, anfallsartige und schlagartig einsetzende, lebensbedrohliche Ohnmacht. Herz und Kreislauf sind gelähmt. Beim Kind liegt vermutlich eine Herz- oder Stoffwechselkrankheit vor, Tetanie, Epilepsie, Diabetes oder ein heftiger Sonnenstich. Mit einem lauten Aufschrei bricht es zusammen, zuckt und krampft. Träufeln Sie Acidum hydrocyanicum hinter die Unterlippe, bis das bewusstlose Kind in ihm seine Lebensfunktionen wieder aufnimmt.

Zusammenfassung

Ohnmacht		
erste Arznei, hilft immer!	Camphora D1	einmalig
Kühle lindert, niedriger Blutdruck	Veratrum album D30	bei Bedarf
Luft zufächern lindert, Schwüle schlimmer	Carbo vegetabilis D30	bei Bedarf
Wärme lindert, hektische Angst	Arsenicum album D30	bei Bedarf
fantasiert, heftige Erregung, will fliehen	Hyoscyamus D30	bei Bedarf
dunkelrote Gesichtsfarbe	Opium D30	bei Bedarf
bläuliche Gesichtsfarbe, lebensbedrohlich	Acidum hydrocyanicum D6	alle 10 Min.

Reisekrankheit

Cocculus D12

1 Gabe

1- bis 2-stündlich

— **Erbrechen im Schwall:** Dass Ihrem Kind, wenn es übermüdet ist, beim Autofahren schwindelig wird, ist eine natürliche Folge seines Zustandes. Ist es jedoch immer reiseempfindlich, besonders auf kurvenreichen Strecken, mit Übelkeit und Erbrechen, wobei das Erbrochene sich im Schwall nach außen stülpt, dann reichen Sie bereits ein bis zwei Stunden vor jeder Abfahrt Cocculus. Wiederholen Sie die Gaben bei fortbestehendem Übelsein stündlich auch während der Reise oder wählen Sie eine der folgenden Arzneien.

Petroleum D30

1 Gabe

bei Bedarf

— **würgen:** Bei einigen reisenden Kindern ist es einfach der Benzingeruch (englisch: *petrol*), auf den sie mit heftiger Übelkeit reagieren. Das Erbrochene wird aus dem Magen heraufgewürgt. Eine Stunde vor Reiseantritt Petroleum verabreicht und die Reise verläuft ohne Zwischenfälle.

Tabacum D30

1 Gabe

bei Bedarf

— **krampfen:** Ist das Fortbewegungsmittel starken Bewegungen ausgesetzt, wie im Schiff oder Flugzeug, sind Übelkeit und Erbrechen oft krampfhafter Natur, der wir mit Tabacum entgegenwirken.

Arsenicum album D30

1 Gabe

bei Bedarf

— **sterbenselend:** Fühlt sich Ihr Kind sterbenselend mit Schwindel, Vergehen, Erbrechen und gar Durchfall, greifen Sie zu Arsenicum album – unserer Ohnmachtsarznei.

Hyoscyamus D30

1 Gabe

bei Bedarf

— **seelisch verstimmt:** Ihr Kind reist zwar gern, aber es ist nervös, gereizt und aufgeregt. Ununterbrochen schwätzt es, schimpft es unleidlich. Bevor die mürrische Stimmung im Wagen den Rest der Familie und gar den Fahrer ansteckt, retten Sie das Unternehmen mit Hyoscyamus.

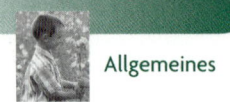

Überanstrengung

Arnica D30

1 Gabe

bei Bedarf

– **jede Verletzung:** Körperliche Überanstrengung ist eine Art der Verletzung. Entsprechend ist auch hierbei unsere erste bewährte Verletzungsarznei Arnica angezeigt. Erst nach dieser Gabe wählen Sie für überbleibende Beschwerden eine Folgearznei.

Verbrennungen

Belladonna D30

1 Gabe

bei Bedarf

– **1. Grad: kräftige Rötung:** Die Haut ist kräftig gerötet wie eine Tomate, erhitzt und geschwollen. Trotzdem lindert fließend warmes Wasser. Das ist überraschenderweise das häufigste Verlangen (Modalität!) bei akuter Verbrennung, das der Belladonna bedarf. Auch wenn der Verstand der Erwachsenen logischerweise kaltes Wasser übergießen möchte. Fragen Sie Ihr Kind, falls es schon sprechen kann.

Apis D30

1 Gabe

bei Bedarf

– **1. Grad: hellrote Rötung:** Lindert nun kaltes Wasser, ist unser Intellekt beruhigt. Die Haut muss dabei jedoch hellrot erscheinen und brennend geschwollen sein wie beim Bienenstich. Dann verhindert Apis, das Gift der Biene, die Blasenbildung.

Cantharis D30

1 Gabe

2-stündlich

– **2. Grad: Blasen:** Nächstes Stadium: Auf der Rötung bilden sich zusätzlich Blasen aus. Und alles, was mit Blase und Blasen zu tun hat, spricht gut auf Cantharis an.

Causticum D30

1 Gabe

2-stündlich

– **3. Grad: rohes Fleisch:** Das übelste Stadium bedarf je nach Ausdehnung über den Körper klinischer Beobachtung: Stellenweise ist rohes Fleisch sichtbar. Causticum pflegt die Wunde und verhindert das Eitern, auch in der Klinik!

Verbrühen der Zunge

Hamamelis D4

1 Gabe

alle 5 Minuten

— **Brennen:** Eine frisch gekochte Suppe, ein Schluck Tee ... Konnte Ihr Kind mal wieder nicht abwarten, so werden nach dem Verbrühen von Lippen, Zunge und/oder Mundschleimhaut Hamamelis und ihre Hand Trost spenden.

Vergiftungen

Zuallererst flößen Sie Brechmittel wie Salzwasser, Senfwasser, Backpulverwasser, Kernseifenlösung ein. Aber Vergiftungen durch Säuren und Laugen dürfen wegen der Gefahr eines Magendurchbruchs nicht zum Erbrechen gebracht werden! Neutralisieren Sie Säuren mit Backpulverlösung oder Glaubersalz, Laugen mit großen Mengen wasserverdünnten Essigs und Holzkohlenpulver (Carbo medicinalis). Dann rufen Sie den Notarzt an und suchen, während Sie auf ihn warten, eine gute Arznei aus.

Arsenicum album D30

1 Gabe

 alle 5 Minuten

— **Schock, Kreislauf:** In der ersten Panik und bei unbekannten Giften führen Sie Ihrem Kind Arsenicum album zu. Es stabilisiert den Kreislauf. Die Arznei beugt dem aschfahlen Vergiftungsschock und dem unruhig-ängstlichen Kollaps vor. Gönnen Sie sich auch eine Gabe, um nicht selbst zu kollabieren.

Nux vomica D30

1 Gabe

alle 5 Minuten

— **Brechmittel:** Wenn das vergiftete Kind trotz der oben genannten Brechmittel nicht zum Erbrechen gelangt, füttern Sie es mit Nux vomica, bis es sich endlich übergibt.

Phosphorus D30

1 Gabe

stündlich

— **nach giftigen Pflanzen und Pilzen:** Nach erzwungenem Erbrechen reichen Sie Ihrem probierfreudigen Nachwuchs einen starken Kaffee und Phosphorus. Sollten Sie keinen Kaffee im Haus haben, weichen Sie auf keinen Fall auf Tee aus! Ihre Nachbarin hat sicher Kaffee vorrätig!

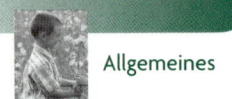

Verletzungen

Arnica D30

1 Gabe
bei Bedarf

– 1. Arznei: Bei jeder Art von Verletzung, Verwundung, innerlich oder äußerlich, offen oder geschlossen, reichen Sie Arnica. Es hemmt Schmerz und Blutung. Wenn beide einigermaßen besänftigt sind, erwägen Sie die folgenden Arzneien entsprechend der Art der Verletzung.

Blasenlaufen

Die leidigen Blasen an den Füßen durch schlechtes Schuhwerk, viel Laufen, Wandern, Sport usw. sind zweifelsohne der homöopathischen Arznei zugänglich. Bei bereits offenen Blasen schauen Sie sich bitte im Kapitel → Verbrennungen um.

Cantharis D30

1 Gabe
2-stündlich

– Brennen: Am besten heilt Cantharis solche Blasen, die vorwiegend brennen. Öffnen Sie die Blase nicht, denn sie ist gleichzeitig Infektionsschutz. Sollte sie bereits aufgebrochen sein, legen Sie die Haut zart über die Wunde.

Allium cepa D3

1 Gabe
alle 10 Minuten

– Stechen: Dominiert eher ein Gefühl des Stechens in der Blase, wird Allium cepa Ihrem Kind dienlicher sein. Beachten Sie den oben erwähnten Infektionsschutz!

Blaues Auge

Nach einer Gabe Arnica D30 – wie bei jeder Verletzung zuerst (→ Verletzungen) – entscheiden Sie sich zwischen den zwei folgenden Arzneien.

Acidum sulfuricum D3

3 x 1 Gabe
täglich

– ausgefranst: Das Auge erscheint glasig geschwollen. Der Rand des Blutergusses ist wie ausgefranst. Ein warmer Waschlappen und Acidum sulfuricum mobilisieren die Durchblutung und damit einen rascheren Heilungsverlauf, falls Sie Ihrem Kind einen solchen wünschen.

Ledum D3

3 x 1 Gabe
täglich

— **glatt:** Die gleichen Bedingungen gelten für das Erscheinungsbild eines glattrandigen Ergusses. Er wirkt auf Sie wie eine rotblau unterlaufene Brille, dem eine kühle Auflage und Ledum wohlig erscheinen.

Bluterguss

Acidum sulfuricum D3

3 x 1 Gabe
täglich

— **allgemein:** Ein Bluterguss infolge eines stumpfen Traumas, egal an welchem Körperteil, löst sich rascher mit Acidum sulfuricum als ohne Behandlung. Trotzdem sind gleichzeitig Ruhe und warme Umschläge angesagt. Schließlich ist auch eine simple Verletzung nicht ohne sinnhafte Bedeutung. Wesentlich ist dabei, die Ruhe kreativ zu nutzen! Das versuchen Sie mal Ihrem Kind beizubringen. Viel Erfolg!

Gehirnerschütterung

Arnica D30

1 Gabe
täglich

— **rot:** Verletzte mit einer Gehirnerschütterung verlangen nach Ruhe und finden doch nicht den rechten Platz. Ihr Gesicht ist gerötet, unruhig und ängstlich. Kopfschmerzen plagen mit dumpfer Schwere, Benommenheit und Schwindel, besonders bei zusätzlicher Erschütterung körperlicher (z. B. Transport) oder seelischer Art (Tadel!). Arnica, bis zum Verschwinden der Kopfsymptome täglich verabreicht, wird dem Gesamtgeschehen tröstlich zur Seite stehen.

Hyoscyamus D12

2 x 1 Gabe
täglich

— **blass:** Der seltenere Fall: Das Gesicht Ihres Kind erscheint Ihnen erschreckend blass und sein Verhalten eher ängstlich-unruhig, erregt, aufgewühlt. Wenn dem so ist, bedeutet das, dass der Schreck höherwertig einzuschätzen ist als der Unfall selbst, was Sie zu Hyoscyamus aufruft.

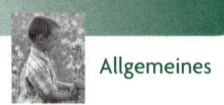

Knochenverletzung

Ruta D3

3 x 1 Gabe
täglich

– **Knochenhaut:** Überall, wo die Knochenhaut von der Verletzung mitbetroffen ist, verschafft Ruta Besänftigung. Der Schmerz entspricht jenem unerträglichen Aufschrei nach einer Schienbeinprellung.

Symphytum D4

3 x 1 Gabe
täglich

– **Knochenbruch:** Alle Knochenbrüche brauchen Ruhe und Zeit. Mit Symphytum wachsen die Knochen durch vermehrte Kallusbildung schneller wieder zusammen. Das ist inzwischen sogar klinisch geprüft.

Nervenverletzung

Hypericum D30

1 Gabe
bei Bedarf

– **Quetschung:** Die wahnsinnigen Schmerzen, die Nervenverletzungen begleiten, seien sie durch Operation, Unfall oder Quetschung (wie ein gequetschter Finger) hervorgerufen, beruhigt Hypericum. Sehr rasch wirkt eine Gabe, eventuell in Wasser aufgelöst und schluckweise einverleibt, sofort nach dem Malheur.

Verstauchung

Rhus tox D6

3 x 1 Gabe
täglich

– **Sehnen und Bänder:** Bei Verstauchung oder Zerrung von Gelenken, Sehnen, Bändern durch Unfall oder Umknicken wird Rhus tox das Mittel der Wahl sein. Zusätzlich sind ein warmer Umschlag und das gemächliche Erledigen von Alltäglichkeiten erlaubt.

Wundverletzung

Bellis D3

3 x 1 Gabe
täglich

– **Schürfwunden:** Die oberflächliche Schürfung der Haut, die uns nach dem berüchtigten Fahrradsturz bekannt ist, wird mit Bellis ohne Eiterung und Narbenbildung abheilen. Allerdings sollte diese Arznei bis zum Abfallen der letzten Kruste eingenommen werden.

Ledum D4 3 x 1 Gabe täglich	**– Stichwunden:** Allen Stichwunden, ob sie durch Nadeln, Nägel, Spritzen, Insekten, Hunde- und Katzenzähne oder durch Splitter hervorgerufen wurden, nimmt Ledum den Schmerz, während es gleichzeitig der Tetanus-Vorbeugung dient.
Staphisagria D3 3 x 1 Gabe täglich	**– Schnittwunden:** Glatte Schnittwunden, verursacht durch Messer, Glas, scharfkantige Dosen oder bei Operationen durch das Skalpell, glätten sich mit Staphisagria. Auch hier behalten Sie die Therapie bei, bis die letzte Kruste abgefallen ist.
Calendula D4 3 x 1 Gabe täglich	**– Risswunden:** Risswunden sind zwar selten, doch wenn sie auftreten – durch Stacheldraht oder Hund –, ist es gut, Calendula in der Nähe zu haben.

Wunden mit Eiterbildung

Hepar sulfuris D30 2 x 1 Gabe täglich	**– eitrig:** Eitrige, infizierte Wunden, bei denen eine warme Auflage den Schmerz lindert, werden mit Hepar sulfuris gesäubert. Selbst wenn jede Verletzung zu schwären pflegt, stimmt diese Arznei die Reaktionslage um.
Mercurius solubilis D30 1 Gabe täglich	**– stinkend:** Ein stark stinkender Eiterbelag auf Wunden (oder Mandeln), dem eine nicht zu kalte und nicht zu warme Auflage wohl tut, spricht eher auf Mercurius solubilis an.

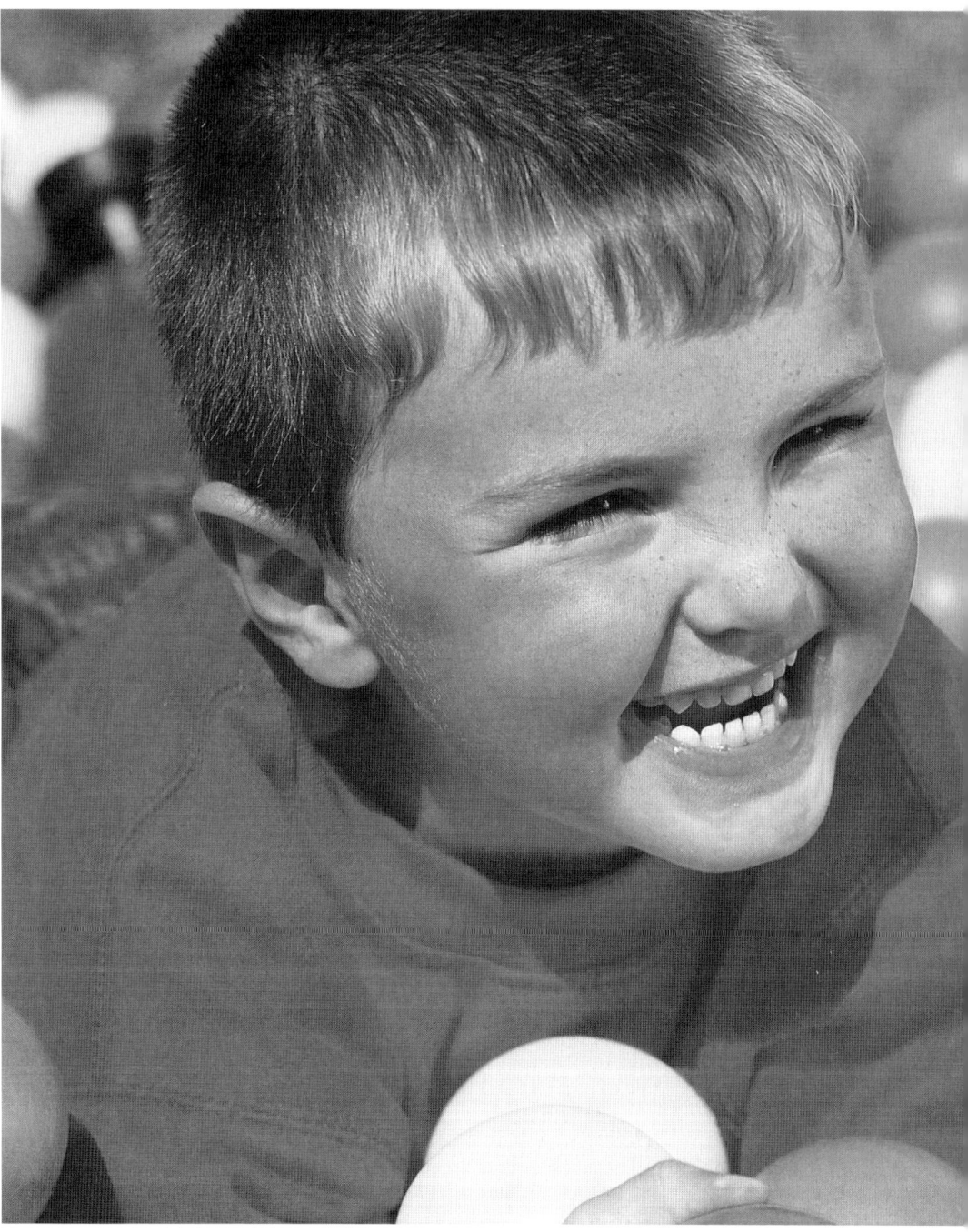

Kopf

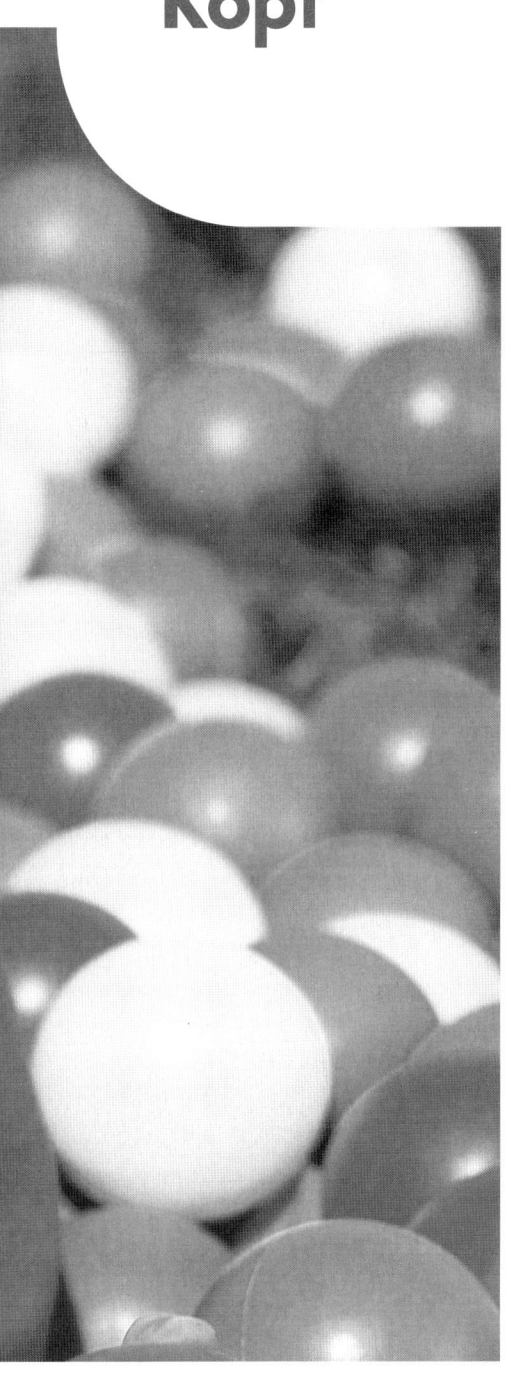

B eschwerden im Kopfbereich als zentrale Schaltstelle und Sitz der meisten Sinnesempfindungen beeinträchtigen unser Kind immer als Ganzes. Bedenken wir nur den Prozess des Zahnens mit seiner begleitenden Not und seien wir rücksichtsvoll.

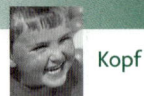 Kopf

Gehirnerschütterung

(→ Allgemeines/Verletzungen)

Hitzschlag

Apis D30

1 Gabe
stündlich

– **benommen:** Nach langem Spielen in der Sonne ist Ihr hitziges Kind durch Schwellung des Gehirns stundenlang benommen. Reichen Sie rasch Apis und vermeiden Sie weitere Sonnenaufenthalte. Sonst gesellen sich später trockenes, durstloses Fieber, Übelkeit, Erbrechen, stechende Kopfschmerzen und Fantasieren hinzu. Das sind bereits die Symptome eines schweren Sonnenstiches. Gegebenenfalls wiederholen Sie eine Gabe schon nach 15 Minuten und kühlen Bauch und Oberschenkel mit kalten Wickeln.

Lachesis D30

1 Gabe
stündlich

– **berührungsempfindlich:** Ereilt unser Kind hohes Fieber mit dunkelrotem Gesicht, das später erblasst, breitet sich panische Angst aus, ein Würgegefühl am Hals, äußerste Berührungsempfindlichkeit am ganzen Körper und heftige Unruhe. Bevor Sie eventuell den Krankenwagen rufen, legen Sie ihm Lachesis auf die Zunge und warten eine Stunde zu. Es könnte ihm fröstelnde Ohnmachtsnähe und die Tortur einer Krankenhauskrise ersparen.

Arsenicum album D30

1 Gabe
stündlich

– **durstlos ohnmächtig:** Beim dramatischsten Geschehen ist unser leidendes Kind bereits ohnmächtig. Sein Gesicht ist totenmaskenähnlich bleich, mit kaltem, klebrigem Schweiß bedeckt. Der Mund ist ausgetrocknet und verlangte vor der Ohnmacht nach kleinen Schlucken kühlen Wassers. Frost und unbändige, ängstliche Unruhe beherrschen nun das Bild des Dramas. Durch Arsenicum album, eilig hinter die Unterlippe geschoben, und Einhüllen in warme Decken wird sich die Lebenskälte ebenso eilig davonschleichen.

Zusammenfassung	**Hitzschlag**		
	trockenes Fieber ohne Durst, ohne Angst verlangt Kühle	Apis D30	stündl.
	dunkelrot, höchst berührungs-empfindlich, panische Angst	Lachesis D30	stündl.
	leichenblass, durstlos, unruhig-ängstlich, verlangt Wärme	Arsenicum album D30	stündl.

Kopfschmerzen

Dieses Leiden ist vielfältig in seiner Auslösung und Ausprägung und vielgestaltig mit der Anlage und Verfassung des betroffenen Kindes verbunden. Darum sollten Kopfschmerzen eingedenk der kleinen Persönlichkeit in ihrer Gesamtheit homöopathisch erfasst werden. Für die Folge von Auslösungen finden Sie Hilfe in den Kapiteln → Erkältungen, Schulprobleme, Verletzungen, Überanstrengung, Zähne, Kummer oder Wutanfälle. Hier eine Auswahl häufig angezeigter Arzneien.

Gelsemium D30

1 Gabe
bei Bedarf

– **Hinterkopfweh:** Angst, Ärger, Aufregung, Erwartung, Prüfung, Wetterwechsel oder Föhn lösen diesen Hinterkopfschmerz aus. Er sitzt krampfend im Nacken und zieht über Hinterkopf, Schädeldecke und Stirn zu den Augen. Der Kopf ist wie zusammengeschnürt, fühlt sich aber trotzdem zu groß an. Das betroffene Kind zittert, ist benommen und schläfrig. Sein Gesicht ist eher dunkelrot. Mit Gelsemium und dem nachlassenden Schmerz lässt es Unmengen farblosen Urins ab.

Cocculus D12

1 Gabe
stündlich

– **Übernächtigung:** Autofahren, Fliegen, Übernächtigung, übermäßiges Fernsehen und geistige Überanstrengung sind die Auslöser dieses Hinterkopfschmerzes mit Nackenschwäche. Der Kopf ist benommen. Schüler selbst benennen ihre Empfindung als „Brett vor dem Kopf". Sie sind nervös und überreizt, schusselige

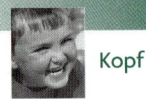

und vergessliche Hampelmänner. Essen und Trinken werden verweigert, denn das verschlimmert die Beschwerden. Auch frische Luft wird nicht vertragen. Cocculus, ausreichender Schlaf und weniger Computer/Fernsehen ventilieren die Benommenheit.

Migräne

Migräne umschreibt ein intensiv pulsierendes, periodisch wiederkehrendes Kopfweh, das, pathophysiologisch gesehen, eng mit einer Störung der Gefäße zusammenhängt – im Gegensatz zum Kopfschmerz, der vordergründig auf eine besondere nervlich-seelische Anspannung zurückzuführen ist. Nicht nur für unsere Kinder ist die Migräne eine sträflich empfundene Qual. Was gibt's Schöneres als einen klaren Kopf! Die überwiegende Ursache findet sich in der Vererbung (Diathese), in seelischen Traumen und in der geist-seelischen Überforderung des kindlichen Gemüts, was die Erwachsenenwelt „Stress" nennt.

Digitalis D3

1 Gabe
alle 10 Minuten

– **Gesichtsfeldausfälle:** Ihr Kind ist blass und leicht aufgedunsen, vor allem um die Augen. In diesem Zustand legt es sich freiwillig hin. Wenn es sich erhebt, wird ihm schwindlig. Vor der Migräne sieht es Farben oder Schnee. Elend ist ihm zumute, bis es erbricht, manchmal schon, wenn es Essen nur riecht. Digitalis hat sich hier besonders ausgezeichnet. Nach dem Akutgeschehen erhalten Sie Ihrem Kind eine tägliche morgendliche Gabe.

Schulkopfschmerz

(→ Schulprobleme)

Calcium phosphoricum D12

2 x 1 Gabe
täglich

– **schlank:** Schlanke, blasse und ernsthafte Kinder werden oft gegen Ende des Unterrichts von Kopfweh überfallen, ausgelöst durch zu rasche geistige Ermüdbarkeit. Die Knochennähte des Schädels schmerzen, der Hinterkopf fühlt sich eiskalt an, die ganze Wirbelsäule ist wie verkrampft, verbogen und schwach.

Beim Mittagessen wird der Kopf aufgestützt und im Essen nur herumgestochert. Danach sind die Beschwerden zwar etwas gelindert, aber trotzdem verlangen die Kinder nach Ruhe, Liegen und nach Calcium phosphoricum.

Pulsatilla D12

2 x 1 Gabe
täglich

– **rundlich:** Das eher rundliche, liebenswerte, anschmiegsame, ängstliche und leicht weinerliche, zuzeiten auch kecke Schulmädchen (auch Jungen gleichen Gemüts) leidet an einem Kopfdruck, der durch stickige und muffige Luft im Klassenzimmer verursacht wird. Ihr wird heiß und „dusselig". Der Hinterkopf drückt. Beim Husten oder Bücken scheinen Stirn und Schläfen zu zerspringen. Zu Hause reißt sie die Fenster für frische, kühle Luft auf oder geht draußen spazieren. Mittagessen verweigert sie, lässt sich aber gern von Pulsatilla und Ihrer Hand trösten und streicheln, was stilles Weinen auslöst und Besserung anzeigt.

Phosphorus D30

1 Gabe
bei Bedarf

– **geistige Erschöpfung:** Geistige Überanstrengung löst ein heftig drückendes, pulsierendes Hinterkopfweh aus. Der sonst stets frisch wirkende Sonnyboy verfällt zusehends, sieht abgehärmt aus und ist höchst reizbar. Er erholt sich mit Essen, Ruhe, Schlaf oder mit frischer Luft sowie einem kalten Waschlappen im Gesicht, wobei Sie ihn – entgegen der sonstigen Gewohnheit – nicht streicheln dürfen. Reichen Sie ihm, die Distanz wahrend, Phosphorus und warten Sie ab, bis er strahlenden Gemütes seiner Einengung entflohen sein wird.

Zusammenfassung

Schulkopfschmerz

schlank, durch allgemeine Erschöpfung	Calcium phosphoricum D12	2 x tägl.
rundlich, durch stickige Luft	Pulsatilla D12	2 x tägl.
geistige Überanstrengung	Phosphorus D30	bei Bedarf

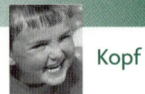

Schwindel (Kreislaufschwäche)

Schwindelattacken begleiten gewöhnlich das Wachstum, oder sie weisen uns auf Überanstrengung und Übermüdung hin. Manchmal führt uns die Spur auch zu tiefer liegenden Störungen des Herzens und Kreislaufs oder des Stoffwechsels (z. B. Diabetes).

Veratrum album D30

1 Gabe
bei Bedarf

– **Kreislauf:** Der Kreislaufschwindel bei schwachen, blässlichen Kindern mit niedrigem Blutdruck spricht gut auf Veratrum album an. Die Erscheinungen bessern sich, wenn unsere Arznei über längere Zeit einmal wöchentlich eingenommen wird. Vergessen Sie dabei nicht, dass die Gesamtverfassung des Kindes trotzdem der fachlichen Behandlung bedarf.

Cocculus D12

1 Gabe
bei Bedarf

– **Übermüdung:** Für Müdigkeit und rasche Ermüdung sind blässliche, schlanke, empfindsame Kinder und Jugendliche besonders empfänglich. Sie werden nervös überreizt, wenn sie sich überfordert fühlen, sich als überarbeitet betrachten oder durch zu viel Fernsehen und Computerspiele übernächtigt sind. Sie taumeln bei jeder Bewegung, wie auch beim Autofahren (→ Reisekrankheit), wofür wir uns Cocculus gut merken. Eine Gabe reicht ihnen meist, um die Beine wieder auf die Erde zu kriegen, wenn nicht, wäre eine Gabe jeden Morgen zu erwägen.

Phosphorus D30

1 Gabe
bei Bedarf

– **Erschöpfung:** Schwindel beim Gehen mit pochendem Hinterkopfweh und drückenden, brennenden Rückenschmerzen folgt auf geistige Überanstrengung und Überarbeitung unserer Kinder und Jugendlichen. Sie zünden ihre Lebenskerze an beiden Enden an. Zusammen mit viel Ruhe oder erquickendem Schlaf in frischer Luft wird Phosphorus das geistige Feuer wieder zu aller Freude entfachen.

Augen

Entzündungen

• **Allgemein**

Aconitum D30

1 Gabe
bei Bedarf

– **Kühle lindert:** Jede akute Entzündung am Auge, sei es am Lidrand, an der Bindehaut, Regenbogenhaut, Augeninnenhaut oder Netzhaut verlangt nach Aconitum. Geben Sie diese Arznei schon zu Beginn der geringsten Beschwerden und besonders, wenn sie plötzlich, unerwartet und mit Heftigkeit auftreten. Lokale Kühlung lindert die Schmerzen.

Belladonna D30

1 Gabe
bei Bedarf

– **Wärme lindert:** Wenn lokale Wärme die plötzlichen Beschwerden besänftigt, begleitet von einer äußersten Empfindlichkeit gegen Berührung und Licht, greifen Sie eher zu Belladonna.

• **Bindehautentzündung**

Euphrasia D12

2 x 1 Gabe
täglich

– **blinzelt:** Bei jeder Art von Bindehautreizung (bakteriell oder viral), die zu ständigem Blinzeln zwingt, um die Schlieren vor den Augen zu vertreiben, hält die Homöopathie eine gute Arznei, Euphrasia, bereit. Der Volksmund nennt sie bezeichnenderweise Augentrost, ich selbst benenne sie homöopathisch als „Scheibenwischer" der Augen.

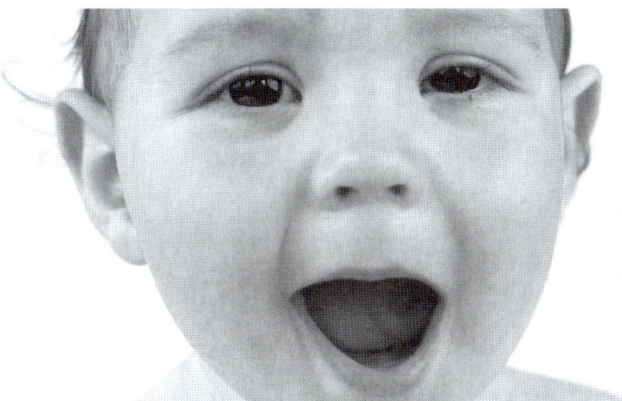

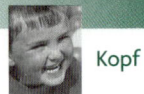

Schielen

Das Schielen bei Kindern lässt sich in der Regel so gut beeinflussen, dass Sie die „Silberblick"-Operation auf jeden Fall zurückstellen sollten.

Cina D6

3 x 1 Gabe
täglich

– **zu Beginn:** Wir beginnen die kurative Behandlung mit Cina, welches wir zwei Monate lang verabreichen.

Agaricus D12

2 x 1 Gabe
täglich

– **Danach:** Danach lassen wir weitere zwei Monate Agaricus folgen.

Spigelia D4

3 x 1 Gabe
täglich

– **Zum Schluss:** Nach zwei Monaten Behandlung mit Spigelia wird die Kur zunächst beendet.

Bei geringem Erfolg wiederholen Sie die Kur in der angegebenen Weise. Schielende Kinder sind sehr nervös. Cina und Spigelia heißen im Volksmund Wurmkraut. Schielen und Würmer können immer in Zusammenhang gebracht werden (→ Würmer im Kapitel Verdauungswege). Die Großelterngeneration entwurmte ein Kind zuerst, bevor sie mit ihm den Augenarzt aufsuchte. Damals wurde eine echte Volksmedizin betrieben, die der Erfahrung entsprang und von Mund zu Mund weitergegeben wurde. Dieses Volkswissen wird durch die Homöopathie neu verbreitet.

Ohren

Das Ohr gibt uns die Fähigkeit des Hörens und Zuhörens. Wird diese Fähigkeit durch Erkrankungen beeinträchtigt, leidet darunter nicht nur ein wichtiges Sinnesorgan, sondern der ganze Mensch. Bei Kindern ist eine rasche Ausheilung, wie sie die Homöopathie gewährt, vonnöten. Sie kennen die Folgen: erst Schwerhörigkeit, dann Röhrchen.

Mittelohrentzündung

Belladonna D30

1 Gabe
bei Bedarf

– **plötzlich:** Der plötzliche Beginn der Entzündung ist schmerzhaft pulsierend und hitzig brennend. Die ganze Ohrgegend ist höchst berührungsempfindlich, besonders das kleine vordere Ohrläppchen (Tragus). Die betroffenen Kinder verlangen nach etwas Wärmendem fürs Ohr, einem Schal, Kräuterkissen oder Waschlappen. Warten Sie mit der folgenden Gabe oder der folgenden Arznei den nächsten Tag ab.

Ferrum phosphoricum D12

2 x 1 Gabe
täglich

– **Folgearznei:** Prüfen Sie erst, ob noch Entzündungsschmerzen vorhanden sind, indem Sie auf den oben erwähnten Tragus drücken. Sollten Sie einen Aufschrei hören, besänftigen Sie den Schmerz mit Ferrum phosphoricum bis zur Ausheilung.

Pulsatilla D6

3 x 1 Gabe
täglich

– **milder Ausfluss:** Sollte das Trommelfell durchbrechen – was nach obiger Behandlung nicht der Fall sein wird – und ergießt sich gemächlich ein milder, gelbgrüner, geruchloser Ausfluss, so wird Pulsatilla das Ohr reinigen.

Acidum nitricum D6

3 x 1 Gabe
täglich

– **wunder Ausfluss:** Ein wund machender, gelb-zäher, scharf stinkender Ausfluss ist ein Zeichen für beginnende Zerstörung der Gehörknöchelchen und verlangt mit Nachdruck nach Acidum nitricum.

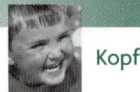
Capsicum D6

3 x 1 Gabe
täglich

– Mastoiditis: Selten springt die Entzündung auf den Knochen hinter dem Ohr über, auf das Mastoid – eigentlich nur nach schlecht ausgeheilter Mittelohrentzündung. Prüfen Sie das, indem Sie mit Ihrem Finger leicht auf diesen Knochen klopfen. Beklagt sich Ihr Kind, steht Ihnen mit Capsicum die rechte Arznei zur Verfügung.

Tubenkatarrh

Ein Tubenkatarrh (Eustachische Röhre vom Mund zum Ohr) kann als zeitgleicher Begleiter oder als Folge von Schnupfen, Grippe und Erkältung auftreten. Die „zugefallene" Tube vermindert das Gehör, weil kein Druckausgleich mehr erfolgt. Für das Kind bedeutet das relativ starke Schmerzen, Knackgeräusche beim Schlucken und ein diffuses, schlecht zu benennendes Druck- oder Völlegefühl im Ohr.

Pulsatilla D6

3 x 1 Gabe
täglich

– mild: Dieses milde kindliche Wesen rutscht gern nahe, lässt sich streicheln und trösten, besonders wenn es krank ist. Parallel zu einer Erkältung oder Entzündung mit milden Sekreten schwillt die Tube an. Eventueller Spott über sein mangelndes Gehör bewirkt weinerliches, beleidigtes Zurückziehen. Pulsatilla öffnet die Ohrtube und die Tür des Rückzugs.

Kalium chloratum D4

3 x 1 Gabe
täglich

– alles zu: Die Ohren sind zu, ebenso die Nebenhöhlen. Der Schnupfen stockt. Die Nase wird wund. Beim Schneuzen wird nur wenig weißliches Sekret hervorgezaubert, so weißlich wie der Belag auf dem Trommelfell (stellt der HNO-Arzt fest). Kalium chloratum verflüssigt die Absonderungen, vermeidet den chronischen Ohrkatarrh, die Röhrchen-Operation und das Absteigen einer Erkältung in die Bronchien.

Hydrastis D4

3 x 1 Gabe
täglich

– zähes Sekret: Nicht genug der verstopften Ohren! Ohrgeräusche rauschen im Kopf. Sind die Sekrete dick und zäh, wird Hydrastis die bessere Wahl sein.

Mund

Lippenherpes (Herpes labialis)

Rhus tox D30
1 Gabe
bei Bedarf

— **dunkelrot:** Wenn Lippenbläschen die Folge einer Erkältung sind, wählen Sie Rhus tox aus. Die Bläschen erscheinen dunkelrot auf geröteter Umgebung, wässrig gefüllt und werden ohne Arznei bald eitrig.

Dulcamara D30
1 Gabe
bei Bedarf

— **gelblich:** Diese gelblichen Lippenbläschen sprießen in der Folge von Unterkühlung bei feuchtkalter Witterung. Ohne Dulcamara platzen sie auf, verkrusten und nässen trotzdem.

Graphites D12
2 x 1 Gabe
täglich

— **eitrig, rissig:** Dieser Herpes setzt sich auf den Lippen und/oder im Mundwinkel fest und reißt sie ein. Mit Graphites verhindern Sie, dass die Bläschen zusammenfließen, allmählich eitern und eine dünne, rissige, nach Honig riechende Kruste bilden.

Cicuta virosa D12
2 x 1 Gabe
täglich

— **kreisförmig, gelber Grind:** Cicuta bedürfen die kleinen, wie im Kreis angeordneten Bläschen, auf denen sich sehr rasch ein gelber Grind auflagert. Diese Art von Herpes kann überall auf der Haut erscheinen, besonders jedoch im Gesicht und am Po.

Natrium muriaticum D30 —
1 Gabe
bei Bedarf

wiederkehrend: Hier sollte Natrium muriaticum schon bei der ersten spürbaren Schwellung gegeben werden. Sehr bewährt!

Zusammenfassung

Lippenherpes		
dunkelrot, bei Erkältung	Rhus tox D30	bei Bedarf
gelblich, bei feuchtkalter Witterung	Dulcamara D30	bei Bedarf
eitrig, rissig, im Mundwinkel	Graphites D12	2 x tägl.
gelber Grind, kreisförmig	Cicuta virosa D12	2 x tägl.
beim geringsten Luftzug oder Ekel	Natrium muriaticum D30	bei Bedarf

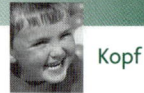

Mundfäule/Soor

Mundfäule oder Aphthen bilden sich aus kleinen, brennenden Bläschen zu kleinen, oberflächlichen, schmerzenden Geschwüren aus. Diese finden wir auf der Wangenschleimhaut, an der Lippeninnenseite und im Schlund vor.

Borax D3

3 x 1 Gabe
täglich

– **Pilzbefall, brennt:** Mundfäule bei Säuglingen äußert sich mit Schreien beim Trinken und Zufüttern. Ihre Schleimhaut brennt, Mundhöhle und Atem fühlen sich heiß an, die Zunge ist weiß, wie mit Quark angestrichen. Denn oft wird die Mundfäule von weißen Pilzen (Candida) befallen, was wir dann als Soor bezeichnen. Das spricht für eine erhebliche Störung des inneren Milieus. Borax und viel Geduld bei der Behandlung bessern die Situation. Wenn nicht, bleibt Ihnen nur der Weg zum Homöopathen.

Acidum nitricum D6

3 x 1 Gabe
täglich

– **splitterartig, streng:** Bei gelb-weißlichen, geschwürigen Placken (Plaques), begleitet von einem wunden, stechenden Schmerz wie von einem Splitter, rettet Acidum nitricum. Mundhöhle und Atem riechen streng und scharf.

Hepar sulfuris D30

1 Gabe
täglich

– **splitterartig, käsig:** Drücken sich eitrige Aphthen (kleine Geschwüre der Mundschleimhaut) mit ebenso stechenden Schmerzen wie von einem Splitter aus, aber Atem und Mundhöhle riechen käsig, dann ziehen Sie in Ihrer Wahl Hepar sulfuris vor, besonders wenn warme Getränke lindern.

Mercurius corrosivus D4

3 x 1 Gabe
täglich

brennt, stinkt: Diese Ausprägung der Mundfäule zieht eine große, geschwollene, schmutzig belegte Zunge nach sich, die an ihren Rändern Zahneindrücke aufweist. Die Mundhöhle brennt höllisch, der Atem stinkt übelst, die Drüsen produzieren übermäßig viel sabbernden Speichel. Entscheiden Sie sich bei solchem Dilemma für Mercurius corrosivus.

Zähne

Karies

Karies hat viele Ursachen. Die häufigste ist die ererbte Anlage zu schlechten Zähnen. Danach schließt sich der Zucker- und Süßigkeitenkonsum an. Da heißt es als Elternteil, nicht nur den lieben Kleinen, sondern auch dem Umfeld Grenzen auferlegen.

Staphisagria D12

2 x 1 Gabe
täglich

– braune Streifen: Dieses Kind hat durch Vererbung schon kariöse Milchzähne. Sie brechen in feinem Streifenmuster braun durch und bröckeln langsam ab. Insbesondere wenn das Zahnfleisch obendrein geschwollen ist und beim Zähneputzen leicht blutet, füttern Sie Ihr Kind mit Staphisagria. Sie werden sich wundern, dass sich gleichermaßen die Häufigkeit seiner Wutanfälle angenehm verringert.

Thuja D6

3 x 1 Gabe
täglich

– Zahnhälse: Hier frisst sich die Karies nicht in der Zahnkrone sondern am Zahnhals fest; hierfür haben wir Thuja ausgewählt. Das zugehörige, frostige, recht höfliche, käsig schwitzende und oval erscheinende Kind verabscheut nasskaltes Wetter.

Kreosotum D4

3 x 1 Gabe
täglich

– schwarz: Die übelste vererbte Anlage findet sich bei solchen Kindern, deren Zähne bereits kurz nach dem ersten Durchbruch schwarz werden. Ihr Zahnfleisch blutet leicht, ist schwammig geschwollen, was über lange Zeit des Kreosotums bedarf, um den Zerfall aufzuhalten. Süßigkeiten dagegen wirken wie süßes Gift.

Zusammenfassung

Karies

kariöse Milchzähne, braune Streifen der Zahnkrone	Staphisagria D12	2 x tägl.
kariös am Zahnhals	Thuja D6	3 x tägl.
Durchbruch schwarzer Milchzähne	Kreosotum D4	3 x tägl.

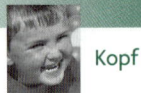

Zähneknirschen

Falls das nächtliche Mahlen der Kiefer Sie nicht erschreckt, wird es der Zahnarzt tun. Dem Spezialisten sind abgeschürfte Zahnoberflächen genug Beweis zur Tat: Beißschiene! Die Anspannung, die zu solchem Kraftaufwand vonnöten ist, wird aus seelischen Tiefen gespeist.

Das Knirschen kann aber auch auf unbemerkt verlaufene Hirnhautentzündung (Meningitis) oder Hirnentzündung (Enzephalitis) um die Geburt, auf Impfungen oder auf banale Allgemeinentzündungen (Ohren, Mandeln) zurückzuführen sein. Der zentralen Hirnerregung, der das nächtliche Knirschen übergeordnet wird, ist auch mit entspannenden Meditationsübungen wie autogenem Training und Yoga für Kinder alternativ entgegenzuwirken.

Tuberculinum bovinum D200

1 Gabe
monatlich

– **Meningitis, Enzephalitis:** Die erbliche, tuberkulinische Vorbelastung (→ Einleitung) bei zarten, hübschen Kindern mit schmalem Kopf neigt zu entzündlichen Vorgängen des Gehirns (Meningitis, Enzephalitis). Zur Reinigung des Milieus verabreichen wir Tuberculinum bovinum über drei Monate hinweg.

Belladonna D30

1 Gabe
bei Bedarf

– **Missbrauch:** Die im Allgemeinen liebevollen, rundlichen, eher langsamen Kinder mit den roten Bäckchen, die gern schmusen, wenn es ihnen gut geht (wenn nicht, sind sie das krasse Gegenteil: abweisend, berührungsempfindlich, ruhebedürftig), sprechen gut auf Belladonna an. Außer unbemerkten entzündlichen Vorgängen in der Vorgeschichte dürfte erwähnenswert sein, dass solch naive Kinder dem Missbrauch ihrer Naivität im weitesten Sinne durch empfindungslose Erwachsene zum Opfer fallen. Der Artikulation solcher schicksalhaften Ereignisse unfähig, verarbeiten sie diese außer durch Zähneknirschen auch durch unerklärliches Fieber, unmotivierte Wutausbrüche und durch nächtliche Horror-Albträume. Trösten Sie Ihr Kind notfalls jeden Abend mit einer Gabe bis zur inneren Beruhigung.

Hyoscyamus D30

1 Gabe
bei Bedarf

– **Verkrampfungen:** Weniger lieb, eher abweisend, misstrauisch, ungemütlich, ist dieser blasse Zähneknirscher. Irgendwann hat er unbewusst entschieden, nicht mehr leiden zu wollen, und wurde schmerzunempfindlich. Zu viele Zurechtweisungen, Tadeleien, Rumnörgeleien gingen seinem Entschluss voraus. Aber die Seele rächt sich dafür mit allerlei Verkrampfungen im Gehirn, in den Lidern, den Waden, den Kaumuskeln, die sich mit Hyoscyamus erstaunlich rasch entspannen.

Zincum metallicum D12

2 x 1 Gabe
täglich

– **„Restless legs":** Nervöse, fahrige, hampelige Kinder mit blassem, schlaffem Aussehen bedürfen des Zincum metallicum. Im Bett liegend, plagen allabendlich die berüchtigten Radfahrerbeine, bevor die angespannten Nerven in Form knirschender Zähne hörbar werden.

Cina D6

3 x 1 Gabe
täglich

– **Würmer:** Meist an Würmern leidet dieser unliebsame, nicht schmusige Hampelmann eigener Art, dem man nichts recht machen kann. Er ist besänftigungsbedürftig, denn er beherrscht die Stille der Nacht mit unästhetischem Zahngemahle, bis sich Cina seiner erbarmt (→ Würmer im Kapitel Verdauungswege).

Zusammenfassung

Zähneknirschen		
zart, durch erbliche Vorbelastung	Tuberculinum bovinum D200	monatl.
liebevoll, rundlich, naiv	Belladonna D30	bei Bedarf
blass, misstrauisch und ungemütlich	Hyoscyamus D30	bei Bedarf
blass, nervös, hampelig	Zincum metallicum D12	2 x tägl.
Würmer	Cina D6	3 x tägl.

Zahnen

Chamomilla D30

1 Gabe
bei Bedarf

– **nicht zu beruhigen:** Dieses Kleinkind hält mit seinem verdrießlichen, unerträglichen Schreien die ganze Familie vom Schlafen ab. Auf dem Arm geschaukelt, beruhigt es sich oder lächelt sogar,

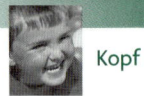

aber sobald es wieder niedergelegt wird, schreit es höllisch. Das Zahnfleisch ist geschwollen und äußerst berührungsempfindlich. Die Kopfdecke ist heiß, feucht und fiebrig. Wenn Sie die Gabe von Chamomilla zu lange hinauszögern, entwickeln sich Schnupfen, Husten, unverdauter bis grüner Durchfall und hohes, hitziges Fieber.

Ferrum phosphoricum D12

2 x 1 Gabe
täglich

– **Durchfall:** Dieses Kind fühlt sich trotz der erscheinenden Zähne wohl, hat aber ständig erhöhte Temperatur bei geschwollenem Zahnfleisch. Eventuell tritt ein nicht beeinträchtigender Durchfall auf.

Podophyllum D6

3 x 1 Gabe
täglich

– **gussartiger Durchfall:** Oder das Zahnen äußert sich durch einen heftig stinkenden Durchfall, der Ihnen – meist auf dem Wickeltisch – in Güssen regelrecht entgegenschießt.

Zusammenfassung

Zahnen

nur durch Herumtragen zu beruhigen	Chamomilla D30	bei Bedarf
Fieber, Durchfall, fühlt sich wohl dabei	Ferrum phosphoricum D12	2 x tägl.
stinkender Durchfall, gussartig im Schuss	Podophyllum D6	3 x tägl.

Zahnfistel

Silicea D6

3 x 1 Gabe
täglich

– **dünnes, scharfes Sekret:** An sich sind es eher schlanke Kinder, die zu Zahnfisteln neigen. Nach meiner Erfahrung spricht jedoch fast jeder leidende Mensch auf Silicea an, ungeachtet der Person. Die Eigenheiten müssen jedoch stimmig sein: Die Zähne sind wie gelockert, und falls die Fistel sich geöffnet hat, ergießt sich daraus ein dünnes, scharfes Sekret. Die vorwiegend nächtlichen Schmerzen reagieren empfindlich auf kalte Luft, warmes Essen, aber lindern sich trotzdem durch allgemeine Wärmeanwendungen.

Zahnschmerzen

Aconitum D30
1 Gabe
bei Bedarf

– **plötzlich:** Bei plötzlich auftretenden Beschwerden starten Sie die Behandlung Ihres unruhig-ängstlichen, schmerzgeplagten Lieblings mit Aconitum, reichen ihm Kühles in jeder Form und halten seine Hand fest, aber nicht mehr. So mag er es!

Belladonna D30
1 Gabe
bei Bedarf

– **pulsierend:** Lassen die Beschwerden gegen Abend nach, steigern sich jedoch gegen Mitternacht um so heftiger mit hart pulsierendem, bohrendem, reißendem, hochrotem Zahnfleisch und dicker Wange, ziehen Sie Belladonna vor und hüllen das Schmerzpaket in Wärme.

Zahnziehen

Leidet Ihr Kind über einen längeren Zeitraum an Zahnschmerzen, findet sich oft ein Eiterherd an der Zahnwurzel. Muss der Zahn raus, können wir homöopathisch vorsorgen und nachbehandeln.

Arnica D30
1 Gabe
bei Bedarf

– **Verletzung des Gewebes:** Reichen Sie Ihrem Kind ein bis zwei Stunden vor dem Zahnarzttermin Arnica. Das lindert das schmerzliche Gefühl, als sei der Kiefer wie zertrümmert. Außerdem verhindert unsere wohl bekannte Verletzungsarznei eine zu starke Blutung und eine eventuelle Nachblutung.

Hypericum D30
1 Gabe
bei Bedarf

– **Verletzung des Nervs:** Gleich nach der Zahnentfernung – so halte ich's – wirkt Hypericum auf den abgerissenen Nerv besänftigend. Wiederholen Sie die Gabe, wenn nach etwa zwei Stunden die Empfindungsfähigkeit mit ziehenden Schmerzen zurückkehrt.

Phytolacca D4
3 x 1 Gabe
täglich

– **Herdstreuung:** Danach behandeln Sie ein bis zwei Wochen mit Phytolacca. So beugen Sie einer Entzündungsausbreitung im Kiefer und einer infektiösen Herdstreuung auf Herz, Niere und Gelenke vor. Sie dürfen die heute übliche Einnahme von Schmerztabletten und Antibiotika beruhigt vernachlässigen.

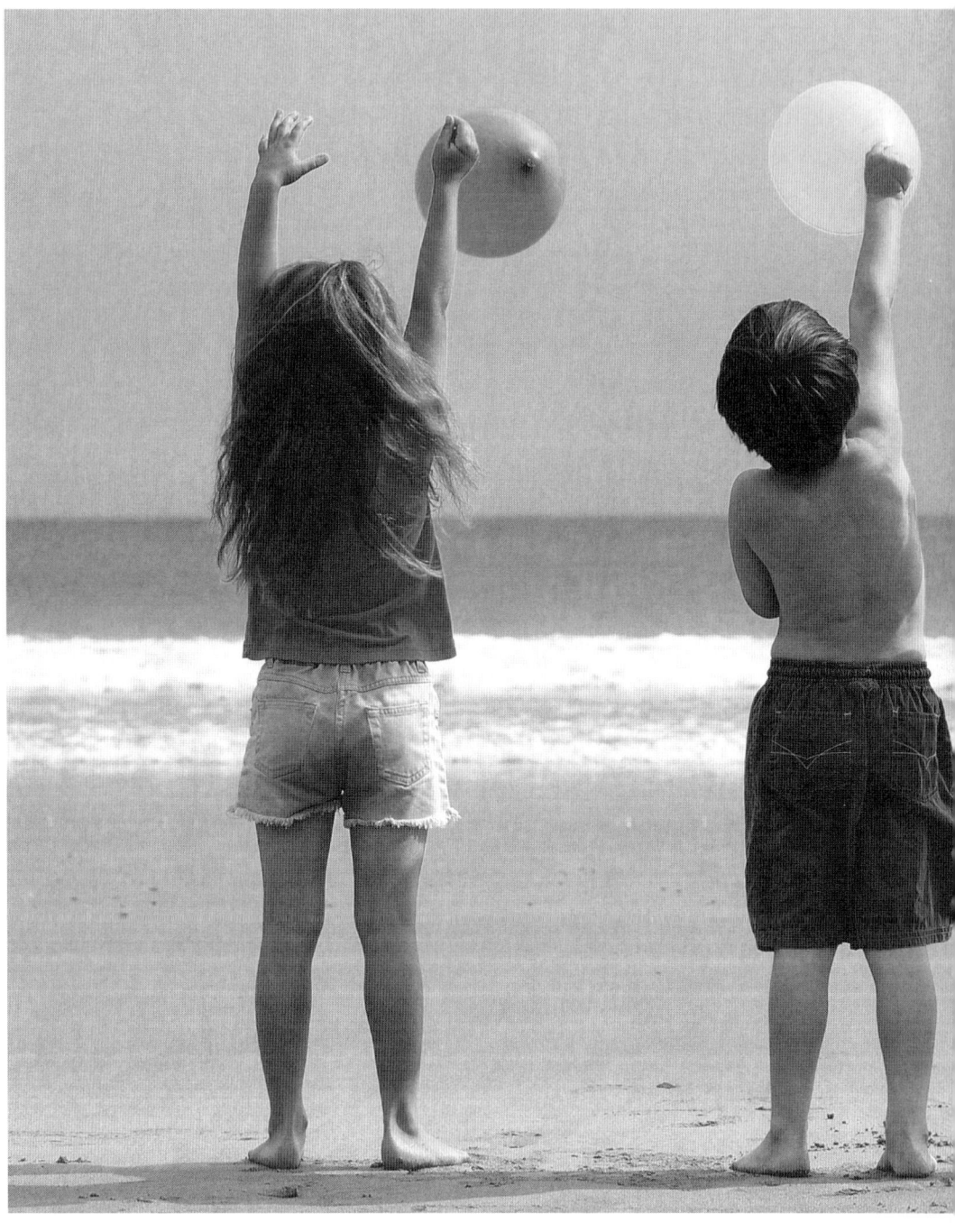

Atemwege

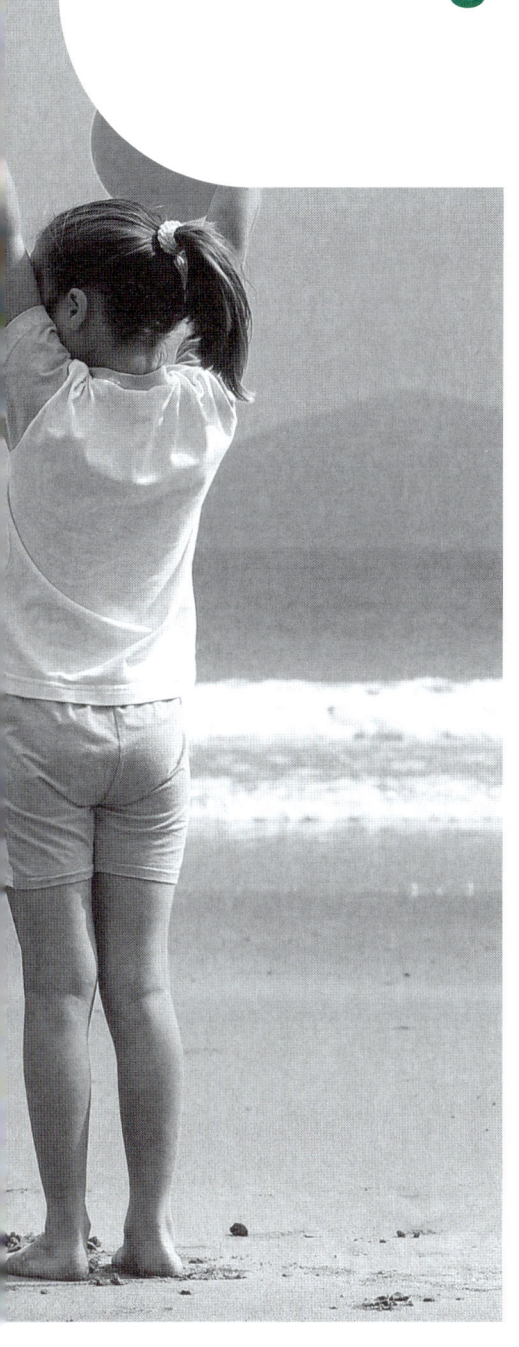

Behinderungen im Bereich des Luft-
austausches mindern unsere freie
rhythmische Bewegung als Krite-
rium des Lebendigen. Am deutlichsten ist
dies ausgeprägt beim Asthma, das wir als
letzten Hilfeschrei an unsere Umwelt begreifen lernen.

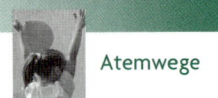
Nase

Nasenbluten

Nasenbluten hat vielerlei Ursachen. Wenn es häufig spontan wiederkehrt, das heißt ohne Schneuzen, ohne Popeln, ohne Verletzung, sollten Sie fachlichen Rat einholen.

- **Spontanes Bluten**

  Eine Spur zur Person des Kindes sei Ihnen über die lokalen Erscheinungen (Phänomene) gewährt. Hier nur eine kleine, aber wesentliche Auswahl.

Phosphorus D30

1 Gabe
alle 10 Minuten

– **heftig hell:** Wenn Nasenbluten plötzlich, heftig, hellrot und ohne ersichtlichen Grund auftritt, so müsste Ihr Kind eigentlich zart und hübsch aussehen, falls nicht eine tiefer liegende Störung der Neigung zugrunde liegt. Verordnen Sie Phosphorus, das Sie aber auch bei jedem anderen Blutenden – ungeachtet der Person – als erste Arznei ausprobieren dürfen.

Ferrum phosphoricum D12

2 x 1 Gabe
täglich

– **wiederkehrend hell:** Hellhäutige, blonde, blutarme Kinder und Pubertierende mit häufigem hellen Nasenbluten brauchen Ferrum phosphoricum, weil dadurch gleichzeitig die Blutarmut, die rasche Erschöpfbarkeit und die Empfänglichkeit für Krankheiten günstig beeinflusst werden.

Belladonna D30

1 Gabe
bei Bedarf

– **kräftig rot:** Rundliche, liebenswerte Kinder, die trotz schwitziger Hitzigkeit die Wärme lieben, leiden oft nachts an kräftig rotem Nasenbluten, ohne in der Nase gepopelt zu haben. Mit Belladonna verbessern sich die spontane Blutungsneigung und eine ganze Menge mehr!

Crotalus D12	– **flüssig schwarz:** Dieses Blut ist auffallend dunkel, fast schwarz

Crotalus D12

1 Gabe

bei Bedarf

– **flüssig schwarz:** Dieses Blut ist auffallend dunkel, fast schwarz und flüssig. Eine Störung der Blutgerinnung könnte zugrunde liegen, die Sie fachlich abklären lassen sollten. Trotzdem beginnen Sie die Behandlung mit Crotalus umgehend und nicht erst nach dem Ergebnis klinischer Befunde. Das Befinden unserer Kinder – hier das spontane Bluten – ist für uns höherwertig.

- **Verletzung**

Arnica D30

1 Gabe

bei Bedarf

– **beim Popeln:** Bluten nach dem Nasenpopeln ist als Folge einer Verletzung zu verstehen. Deshalb geben wir Arnica und verschließen das blutende Nasenloch, indem wir von außen gegen die Nasenscheidewand drücken. Das verletzte Blutgefäß wird so tamponiert.

Zusammenfassung

Nasenbluten

plötzlich, heftig, hell, grundlos	Phosphorus D30	alle 10 Min.
häufig, hell	Ferrum phosphoricum D12	2 x tägl.
kräftig, rot	Belladonna D30	bei Bedarf
flüssig, schwarz	Crotalus D12	bei Bedarf
als Folge einer Verletzung	Arnica D30	bei Bedarf

Schnupfen

(→ Allgemeines/Erkältungen)

Mit der Nase riechen wir. Der Verlust des Riechens bedeutet, etwas oder jemanden „nicht mehr riechen zu können". Die Nase ist verschnupft heißt, „die Nase voll zu haben". Nicht nur mit Allergien, Schnupfen oder Polypen. Einfach so, als Intermezzo, zum Nachdenken!

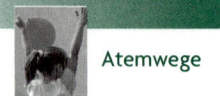
Die wichtigsten Eigenschaften bei der Erfassung des Schnupfens sind:

– **die Art des Sekretes**: trocken, flüssig, zäh, weiß, gelb, grün, mild, wund machend
– **der Ort der Verschlimmerung**: drinnen, draußen, in der Wärme, in der Kühle
– **die Zeit des Auftretens**: tags, nachts, morgens, abends.

● **Säuglingsschnupfen**

Sambucus D4

3 x 1 Gabe
täglich

– **bewährt**: Säuglingen im ersten Lebensjahr geben wir zunächst einmal gegen ihren Schnupfen rundweg Sambucus. Das hat sich außerordentlich bewährt! Zu den Ausnahmen lesen Sie unten weiter.

Hydrastis D4

3 x 1 Gabe
täglich

– **gelb, zäh**: Überdauert die Erkältung die üblichen acht Tage, sind die Sekrete sicherlich schon gelb verfärbt und von zäher Konsistenz. Die Nasenlöcher sind bereits rot, wund und brennend. Ist dem so, dann dürfen Sie unserem Hydrastis eine rasche Ausheilung zutrauen.

Ammonium carbonicum D4

3 x 1 Gabe
täglich

– **dauerverstopft**: Ist die Nase Ihres Säuglings jedoch anhaltend verstopft, wählen Sie Ammonium carbonicum zu seiner Verflüssigung. Auch das hat sich bewährt!

Zusammenfassung

Säuglingsschnupfen		
im ersten Lebensjahr	Sambucus D4	3 x tägl.
längere Erkältung, gelb-zähes Sekret	Hydrastis D4	3 x tägl.
Nase anhaltend verstopft	Ammonium carbonicum D4	3 x tägl.

● **Fließschnupfen**

Allium cepa D3

3 x 1 Gabe
stündlich

– **im Warmen:** Schnupfen tropft wie Wasser aus der Leitung. Kaum kommen unsere Betroffenen mit dem Naseputzen hinterher. Dieser klassische Fließschnupfen leitet viele Erkältungskrankheiten ein. Im Warmen nimmt er üble Maße an und stockt im Kühlen. Allium cepa verändert das Sekret gewöhnlich innerhalb eines Tages und beendet auch die sich anschließende zähe Sekretion oder die gelegentliche Heuschnupfenplage.

Arsenicum album D6

1 Gabe
1- bis 2-stündlich

– **im Kühlen:** Der gleiche Fließschnupfen mit Verschlimmerung im Kühlen und Linderung in der Wärme braucht Arsenicum album. Die Nase ist wund und rot, das Gesicht eher blass, das dazugehörige Kind eher frostig.

Hydrastis D4

3 x 1 Gabe
täglich

– **weiß, gelbgrün:** Und zum Abschluss eine Hilfe für den trägen, aber kontinuierlichen Fließschnupfen mit weiß-gelblichem bis grünem Sekret. Hydrastis werden Sie lieben lernen!

Zusammenfassung

Fließschnupfen

fließt im Warmen	Allium cepa D3	stündl.
fließt im Kühlen	Arsenicum album D6	stündl.
weißes, gelbliches oder grünes Sekret	Hydrastis D4	3 x tägl.

● **Stockschnupfen**

Luffa D6

3 x 1 Gabe
täglich

– **Beginn:** Beginnt die Erkältung mit verstopfter Nase, geben Sie zu Anfang immer erst Luffa und Luffa-Nasentropfen, bis sich das Sekret verflüssigt oder verflüchtigt. Tut's das nicht, wählen Sie unter den folgenden Arzneien aus.

Kalium chloratum D4

3 x 1 Gabe
täglich

– **„Kopf wie zu":** Der Schnupfen stockt mit nur wenig weißlichem Sekret. Nebenhöhlen und Ohren sind zu. Die Nase ist wund. Mit Kalium chloratum, anfangs bis zu stündlich verordnet, das er-

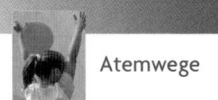
fahrungsgemäß die Nase rasch zum Laufen anregt, vermeiden Sie einen chronischen Ohrkatarrh, eine obligatorische Röhrchen-Operation und eine tief greifenden Erkältung, die, sich festsetzend, in die Bronchien absteigt.

Kalium sulfuricum D6

3 x 1 Gabe
täglich

– **löslich danach:** Wird der Schnupfen danach gut löslich mit weißlichem Sekret, wird eher Kalium sulfuricum für restliche Ausheilung sorgen.

Kalium jodatum D4

3 x 1 Gabe
täglich

– **Nasenwurzeldruck:** Ist das Schnupfensekret gelb und zäh, die Nase wund und sitzt an der Nasenwurzel ein heftiger Druckschmerz, heftiger beim Bücken, wobei das Sekret eher draußen läuft und drinnen stockt, so wechseln Sie zu Kalium jodatum über. Achten Sie bei Ihrer Arzneiauswahl immer auf die Modalitäten (→ Einleitung). Sie müssen passen!

Arum triphyllum D6

3 x 1 Gabe
täglich

– **wund wie rohes Fleisch:** Bei diesem Stockschnupfen sind, im Unterschied zu allen anderen, Nase und Lippen des kleinen Patienten hochrot und wund wie rohes Fleisch. Setzen Sie Arum triphyllum schon dann ein, wenn beim Schneuzen der krustig geschwürigen Nase Blut erscheint und die Nasenlöcher rissig werden.

Zusammenfassung

Stockschnupfen

zu Beginn bei verstopfter Nase	Luffa D6	3 x tägl.
alles wie „zu"	Kalium chloratum D4	3 x tägl.
sich lösender Schnupfen, weißliches Sekret	Kalium sulfuricum D6	3 x tägl.
gelbliches, zäh fließendes Sekret	Kalium jodatum D4	3 x tägl.
Nase und Lippen wund, rot, rissig	Arum triphyllum D6	3 x tägl.

- **Schnupfen mit Niesen**

  (→ Allgemeines/Heuschnupfen)

Allium cepa D3

3 x 1 Gabe
täglich

– **berstend:** Der Fluss aus der Nase macht wund (nicht das Schneuzen!), aber die Tränen fließen mild. Das Niesen ist so heftig, als zerreiße es den Schädel. Haben Sie schon einmal Zwiebeln geschnitten? Dann sollten Ihnen solche Phänomene vertraut sein! Allium cepa vernichtet sie.

Sabadilla D6

3 x 1 Gabe
täglich

– **krampfhaft, Stirndruck:** Unser Kind ist stets fröstelig. Trotzdem ist das Gesicht erhitzt. Brennender Tränenfluss und ein klares bis weißliches Nasensekret laufen in der frischen Luft über, wobei ein krampfhaftes Niesen mit stechendem Stirnkopfweh über den Augen die Schläfen erschüttert. Zumindest so lange, bis Sabadilla zu Ihnen durchdringt.

Cyclamen D6

3 x 1 Gabe
täglich

– **krampfhaft, Augenflimmern:** Ihr Kind verlangt nach Ruhe und Wärme. Sein verschnupftes Niesen schallt ebenso krampfhaft durch die Gegend wie bei vorgenanntem Kind, allerdings verbunden mit Flimmern vor den Augen und gelegentlichen Sehausfällen. Nach der ersten Gabe Cyclamen bleiben Sie in Reichweite. Das Kind bedarf Ihrer Nähe.

Gelsemium D6

3 x 1 Gabe
täglich

– **Schwindel:** Ermüdender Hinterkopfdruck und Schwindel sind Zeichen einer mit erschöpfendem Niesen untermalten Grippe an heißen, schwülen Tagen. Umstände, denen Gelsemium verspricht, behoben zu werden. Falls eingenommen!

Nux vomica D30

1 Gabe
morgens

– **hasst Zugluft, liebt Kühle:** Laut und kräftig niest dieses Kind beim geringsten Luftzug. Trotzdem mag es die Fenster wegen seines starken Verlangens nach frischer Luft lieber geöffnet.

Silicea D12

2 x 1 Gabe
täglich

– **hasst Zugluft, liebt Wärme:** Weniger heftig, aber umso ausdauernder und anhaltender niest Ihr Kind beim geringsten Luftzug. Im Gegensatz zu obigem hält es die Fenster lieber geschlossen, nach dem Motto „lieber erstickt als erfroren".

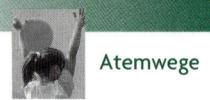
Schnupfen mit Niesen

Kopf kurz vorm Zerreißen	Allium cepa D3	3 x tägl.
mit stechendem Stirnkopfschmerz	Sabadilla D6	3 x tägl.
mit Flimmern vor den Augen	Cyclamen D6	3 x tägl.
mit Hinterkopfdruck, Schwindel	Gelsemium D6	3 x tägl.
bei geringstem Luftzug, liebt Kühle	Nux vomica D30	1 x tägl.
bei geringstem Luftzug, liebt Wärme	Silicea D12	2 x tägl.

- ● **Heuschnupfen**

   (→ Allergie im Kapitel Allgemeines)

Nebenhöhlen

Cinnabaris D4

3 x 1 Gabe

täglich

– **pochend:** Lästig ist es für Ihr Kind, wenn sich zuerst die Nebenhöhlen akut entzünden, bevor sich das Nasensekret entwickelt. So ist aber der Weg der Dinge. Die äußere Wange fühlt sich heiß an, die Stirn pochend. Nach einigen stündlichen Gaben von Cinnabaris verflüssigt sich das Sekret grünlich, und sein Laufen befreit die Nebenhöhlen.

Thuja D6

3 x 1 Gabe

täglich

– **sämig:** Bei der chronischen Entzündung der Nebenhöhlen empfehle ich, sich als erster Arznei Thuja über längere Zeit anzuvertrauen. Früher konnten wir auf dem Land noch Kindern begegnen mit sämigem Schnupfen, der mit dem Armel übers Gesicht verschmiert war oder gelegentlich eine grüne Rotzglocke formte. Eltern ließen die Nase unbedenklich laufen, denn sie wussten noch, dass ihre Sprösslinge dadurch die lithämische Anlage (→ Diathese im Kapitel Einleitung) überwinden würden.

Kalium bichromicum D12 –

2 x 1 Gabe

täglich

zäh: Sollte der Rotz jedoch so festsitzen, dass unsere vorige Arznei allein unfähig ist, ihn herauszutreiben, dürfen Sie diese nach dem Essen mit Kalium bichromicum kombinieren.

Hepar sulfuris D30

1 Gabe
täglich

— **reif:** Der Schnupfen ist nun „reif", also eitrig, grünlich und gut löslich. Hepar sulfuris wird nun den Rest der Reinigung übernehmen.

Silicea D12

2 x 1 Gabe
täglich

— **Ausheilung:** Für die noch Verunsicherten unter Ihnen: Mit Silicea, noch eine Woche nach Hepar verabreicht, gehen Sie sicher, dass alles gut ausheilt.

Zusammenfassung

Nebenhöhlen

akut entzündet, Stirn pocht	Cinnabaris D4	3 x tägl.
erste Arznei bei chronischer Entzündung	Thuja D6	3 x tägl.
eventuell zusätzlich zu Thuja	Kalium bichromicum D12	2 x tägl.
zum Reinigen	Hepar sulfuris D30	1 x tägl.
zum Ausheilen	Silicea D12	2 x tägl.

Gut zu wissen

Nur im Akutfall

Bedenken Sie, dass die aufgeführten Arzneien nur akute Hilfen bedeuten. Sich wiederholende Störungen sind Ausdruck einer verminderten Abwehrlage, die von Vorfahren ererbt oder durch Schicksal erworben ist. Sie bedarf einer Behandlung der Person durch einen erfahrenen Homöopathen, um ihre empfindliche, anfällige Verfassung zu stärken.

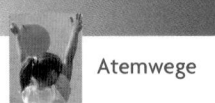

Hals

Halsschmerzen

Aconitum D30

1 Gabe

bei Bedarf

– plötzlich: Schluckbeschwerden beginnen in der Mitte des Halses. Die Lymphdrüsen am Unterkiefer sind druckempfindlich. Der Rachenring ist hellrot und trocken. Die erste Arznei, wie bei jeder plötzlichen Entzündung, ist Aconitum, das bereits beim ersten spürbaren Anflug von Ungewohntem gelutscht werden sollte. Ein kalter Halsumschlag, kalte Getränke und das Händchen der Mutter lindern.

Apis D30

1 Gabe

bei Bedarf

– Kühle lindert: Wird das Entzündungsstadium von Aconitum verpasst, setzt beim Schlucken ein stechender Schmerz ein. Der Rachen fühlt sich dabei trocken und geschwollen an, sieht hellrot aus, wird von einem kühlen Umschlag gelindert. Nach Getränken besteht kein Verlangen. Apis braucht zur Beherrschung dieses entzündlichen Stadiums meist nicht länger als einen Tag lang ein- bis zweimal eingenommen zu werden.

Belladonna D30

1 Gabe

bei Bedarf

– Wärme lindert: Bei einem anderen anfänglichen Entzündungsstadium mit tomatenfarbenem Rachen, mit erdbeerfarbener Zunge, mit vorwiegend unerträglich hämmernden Schmerzen wird Belladonna heilen.

Gut zu wissen

Rechtzeitig hilft's

Wenn Sie eine der drei bisher angebotenen Arzneien rechtzeitig einsetzen, brauchen Sie sich mit den nächsten Stadien des Entzündungsprozesses nicht mehr auseinander zu setzen.

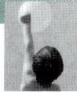

Hepar sulfuris D30 2 x 1 Gabe täglich	– **Stippchen**: Den warmen Wickel und das warme Getränk benutzen Sie auch für diese Art fortgeschrittener Entzündung: gelbe Eiterstippchen im Rachen und auf den Mandeln. Jetzt sollte Hepar sulfuris bereitstehen.
Mercurius solubilis D30 1 Gabe täglich	– **Eiterbelag**: Dieser Hals antwortet auf jeden Wetterwechsel mit Entzündlichkeit. Selten erleben wir dieses letzte Stadium der Entzündung: den eitrigen Belag. Der Hals stinkt, die Zunge ist dick geschwollen und kräftig schmutzig grau belegt. Kühle lindert, Kälte nicht.

Heiserkeit

Causticum D12 2 x 1 Gabe täglich	– **morgens, eher chronisch**: Wenn Ihr Kind morgens mit einer wunden, rauen, kratzigen Kehle erwacht und schluckweise kaltes Wasser trinkt, dürfte Causticum die Arznei der Wahl sein. Besonders, wenn der Zustand schon chronisch geworden oder die Heiserkeit eher nervös-funktionell bedingt ist. In letzterem Falle geben Sie die Arznei über einen langen Zeitraum.
Sulfur D12 2 x 1 Gabe täglich	– **unterdrückte Gifte**: Sollte Ihr Kind schon lange heiser sein, ähnlich wie das obige Kind, aber mit Causticum tritt keine Besserung ein, hilft sicher Sulfur. Oft kommt diese Art der Heiserkeit durch Giftbelastungen oder durch ein lange unterdrücktes Ekzem zustande.
Eupatorium perfoliatum D30 1 Gabe täglich	– **morgens bei Erkältung**: Diese morgendliche Heiserkeit tritt vorwiegend als Begleiterscheinung bei Erkältungen auf. Zusätzlich hat unser Kind eine wunde Brust, der Körper fühlt sich wie „zerschlagen" an, „total kaputt".
Hepar sulfuris D30 1 Gabe täglich	– **wie Krupp**: Wenn Sie zu Hepar sulfuris greifen, ist die Heiserkeit das Ergebnis einer schmerzhaft trockenen Kehle durch windiges, schönes Wetter. Ebenso trocken entwickelt sich der begleitende Husten, der sich wie ein Krupphusten anhört. Das Kind hüllt Wärme um Hals und Kopf.

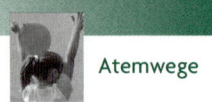

Carbo vegetabilis D30

1 Gabe
täglich

– **eher abends, schmerzlos:** Ihr Kind krächzt heiser, schlimmer abends, äußert aber keine Schmerzen. Bei feuchter und kühler Abendluft nimmt das Phänomen zu, mit Carbo vegetabilis ab.

Graphites D12

2 x 1 Gabe
täglich

– **eher abends, gebrochen:** Noch ein hauptsächlich abends heiserer Geselle, beleibt und kälteempfindlich. Seine Rauheit steigert sich bis zur gebrochenen Stimme. Manchmal liegt es auch an den Singorgien, durch die Sie gelegentlich von Ihrem Nachwuchs erfreut werden.

Nux vomica D30

1 Gabe
bei Bedarf

– **chronisch lautes Reden:** Wenn Sie den kratzenden Hals Ihres Kindes eindeutig auf unternommene Versuche, seine Umwelt zu übertönen, zurückführen können, ist Nux vomica die richtige arzneiliche Antwort.

Ferrum phosphoricum D12

1 Gabe
täglich

– **chronisch trocken:** Unser Kind ist durch funktionell schwache Stimmbänder von ständig trockenem Hals geplagt, obwohl es doch so gerne sanfter spräche und sänge. Ferrum phosphoricum tonisiert seine Stimmbandbreite. Probieren Sie es!

Mandelentzündung

(→ Halsschmerzen)
Bei der Mandelentzündung unterscheiden Sie die im vorigen Kapitel „Halsschmerzen" aufgeführten Arzneien. Entzündung bleibt Entzündung, unabhängig vom befallenen Organ. Ist dort die richtige Arznei für Ihr Kind nicht dabei, lesen Sie bitte weiter.

Pyrogenium D30

1 Gabe
bei Bedarf

– **wund, roh:** Halsschmerzen beginnen mit einem rohen, wunden Schmerz, Aconitum blieb wirkungslos, weil vielleicht nicht angezeigt. Lassen Sie nun Pyrogenium folgen und warten Sie ab, welch weitere Erscheinungen sich herauskristallisieren werden.

Lycopodium D6

3 x 1 Gabe
täglich

– **von rechts nach links:** Beginnt die Mandelentzündung unseres kleinen Patienten rechts und wandert dann nach links, hat sich für diese auffallende Eigenart Lycopodium bewährt.

Lac caninum D6

3 x 1 Gabe
täglich

– **wechselnde Seiten:** Beginnt rechts, wandert nach links, aber Lycopodium bringt keinen Erfolg; denken Sie an Lac caninum, besonders, wenn sich die Beschwerden tags danach wieder rechts äußern. Im Rachen und auf der Zunge bemerken Sie jetzt einen glasigen, milchig glänzenden, silbrigen Belag.

Lachesis D12

2 x 1 Gabe
täglich

– **von links nach rechts:** Wandert die Mandelentzündung von links nach rechts, dann reicht allein diese Tatsache aus, um Lachesis einzusetzen. Sie sollten aber trotzdem Ihr Kind den Mund aufsperren lassen, um im Rachen eine kräftig rot bis dunkelrot geschwollene Mandel zu entdecken.

Barium carbonicum D6

3 x 1 Gabe
täglich

– **aneinander stoßend:** Die größten, geschwollensten Mandeln, die sich selbst im nicht entzündeten Zustand in der Mitte berühren, bedürfen des Barium carbonicum. Die Lymphdrüsen am Hals sind ebenfalls geschwollen und manchmal sogar die Oberlippe. Die Entzündung entwickelt sich langsam, wie sich alles an diesem Kind träge vollzieht.

Baptisia D6

3 x 1 Gabe
täglich

– **purpurfarben, geschwürig, schmerzlos:** Diese Entzündungsart beginnt urplötzlich. Im Nu sehen Mund und Rachen purpurfarben, schwammig geschwollen, faulig und geschwürig aus. Wundern Sie sich nicht, dass das Kind keine Schmerzen äußert. Lassen Sie ihm Baptisia angedeihen, und es erholt sich rasch aus seinem verwirrten, in stinkendem Schweiß dahindösenden Zustand.

Ignatia D30

1 Gabe
bei Bedarf

– **paradoxes Verlangen:** Bei diesen ungewöhnlichen Beschwerden ist das Schlucken nicht schmerzhaft, sondern es lindert. So wird denn auch ständig Speichel gesammelt, hinuntergeschluckt. Sobald Sie dieses paradoxe Phänomen an Ihrem Kind beobachten, wird Ignatia auch seinen verschluckten Tageskummer erlösen.

Phytolacca D41

3 x 1 Gabe
täglich

– **Seitenstrang:** Das Kind hat keine Mandeln mehr, aber trotzdem Halsschmerzen, die meist in der Folge von Zugluft und/oder Unterkühlung auftreten und bis zum Ohr ziehen: eine Seitenstrangangina. Nach Aconitum helfen ihm leichte Wärme und Phytolacca.

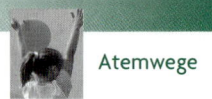
Bronchien

Asthma

- **Bronchialasthma**

Ipecacuanha D4

1 Gabe

alle 10 Minuten

– **grobblasig:** Der asthmatische Würge- und Brechhusten wird von grobblasigem, pfeifendem, kochendem Rasseln begleitet. Die Wangen des leidenden Kindes sind rot, die Zunge sauber und rein. Ihm ist anhaltend übel. Nach dem Hustenanfall erbricht es leicht. Entrüstet es sich zu allem Übel lauthals über seinen Zustand, besteht kein Zweifel mehr, dass Ipecacuanha die richtige Wahl ist.

Tartarus stibiatus D6

1 Gabe

alle 10 Minuten

– **feinblasig:** Schwindet die Röte der Wangen, ergreift das Gesicht Ihres Kindes Blässe und Kälte, greifen Sie zu Tartarus stibiatus. Den Würge- und Brechhusten begleitet ein tief sitzendes, schwer auszuwerfendes, feinblasig rasselndes Sekret.

Arsenicum album D30

1 Gabe

bei Bedarf

– **Angst, Unruhe, äußerst schwach:** Erschöpfung und Verfall steigern sich bis zu todesängstlicher Unruhe durch einen quälenden, trocken brennenden Erstickungshusten. Geben Sie Arsenicum album, besonders, wenn die Erstickungsanfälle zwischen Mitternacht und drei Uhr wiederholt auftreten. Am besten zehn Kügelchen in einem viertel Liter Wasser verkleppern und alle fünf Minuten einen gewöhnlichen Schluck trinken lassen. Nur der Kopf mit seinem totenmaskenähnlichen Ausdruck bedarf viel frischer Luft, den Rest des Körpers hat unser erbarmungswürdiges Kind am liebsten warm eingemummt.

Spongia D4

1 Gabe

alle 10 Minuten

– **schwammartig:** Hilfreich ist Spongia, wenn der Asthmaanfall allabendlich beim Niederlegen einsetzt. Die Atmung giemt und pfeift, wie durch einen Badeschwamm gepresst.

Carbo vegetabilis D30

1 Gabe
abends

— **Angst vor Anfall:** Wenn Angst vor einem drohenden Asthmaanfall vom Zu-Bett-Gehen abhält, erleichtert Carbo vegetabilis diesen Schritt. Und nicht nur diesen.

Zusammenfassung

Bronchialasthma

Würgehusten, grobblasiges Rasseln	Ipecacuanha D4	alle 10 Min.
Würgehusten, feinblasiges Rasseln	Tartarus stibiatus D6	alle 10 Min.
um Mitternacht, zunehmender Verfall	Arsenicum album D30	bei Bedarf
atmet wie durch einen Schwamm	Spongia D4	alle 10 Min.
Angst vor einem Anfall	Carbo vegetabilis D30	abends bei Bedarf

- **Nervöses Asthma**

Ambra D3

3 x 1 Gabe
täglich

— **Sorgen:** Dieses Kind schleppt mit Vorliebe „Alltagssorgen" mit sich herum. Beim Sprechen und beim Konzentrieren entgleitet ihm der rote Faden, worauf es verlegen errötet. Liegt es nur noch schlaflos grübelnd im Bett, immer dieselben Fragen drehen sich kreisförmig in seinem Köpfchen und werden nicht anders als mit Asthma beantwortet, so wird Ambra das Mittel sein, um diesen Kreislauf zu unterbrechen.

Mephites D6

3 x 1 Gabe
täglich

— **verzogener Bengel:** Mephites ist für das verzogene Einzelkind reserviert, das jeden Ärger, jede Angst und jeden unerfüllten Wunsch mit einem Asthmaanfall beantwortet.

- **Heuasthma**

  (→ Allergie im Kapitel Allgemeines)

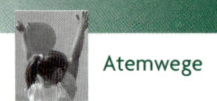

Bronchitis

● Akute Bronchitis

Der Begriff Bronchitis beschränkt sich auf die Entzündung der Lungenbläschen und charakterisiert sich durch das Phänomen Husten. Bei einer Bronchitis sitzt der Hustenreiz in der Brust, anfangs meist trocken, früher oder später lockerer, was die Heilung bereits andeutet. Deshalb sollten Sie dem leicht abhustbaren Sekret keine Arznei mehr zugedenken. Alles heilt ohne arzneiliche Hilfe aus.

Ipecacuanha D4

3 x 1 Gabe
täglich

– **grobblasig:** Für die leichte und häufige Bronchitis unserer zunehmend anfälligen Kinder mit Würge- oder Brechhusten haben wir zwei bewährte Arzneien, die Sie leicht zu unterscheiden lernen. Die eher zarten, blonden Kinder mit noch rosigen Wangen und reiner, nicht belegter Zunge brauchen Ipecacuanha. Das Sekret – Abhusten hört sich grobblasig an.

Tartarus stibiatus D6

3 x 1 Gabe
täglich

– **feinblasig:** Die blassen, übel gelaunten Kinder mit belegter Zunge und feinblasigem Sekret brauchen Tartarus stibiatus. Diese Arznei finden Sie stellenweise auch unter dem Namen Ammonium tartaricus.

● Chronische Bronchitis

Die Erfahrung zeigt, dass der Husten immer seuchenartiger auftritt. Wird er dann nicht richtig ausgeheilt, setzt er sich fest, wird also chronisch. Das so entstandene Dauerproblem ist oft nur noch durch die Gabe von Erbnosoden (→ Einleitung) heilbar, deren Auswahl durch einen Homöopathen erfolgen sollte! Folgende Arzneien gehören zu den bewährten Mitteln der Selbstbehandlung.

Calcium fluoratum D12

2 x 1 Gabe
täglich

– **1. Wahl:** Die chronische Bronchitis drückt den Verlust der Elastizität, der Spannkraft des Gewebes und des zugehörigen Kindes aus. Wir brauchen demzufolge eine Arznei, die auf die Gewebeverhärtung und die Verhärtung des kleinen Patienten einwirkt. In Calcium fluoratum haben wir die bewährteste Arznei zu diesem Zweck.

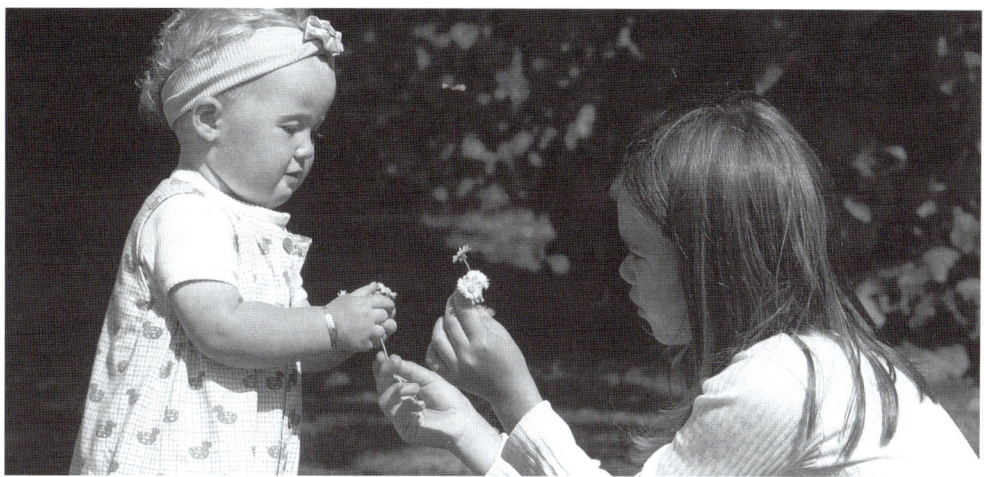

Silicea D12

2 x 1 Gabe
täglich

– **2. Wahl:** Sich Verhärtendes neigt zum Brechen und Gebrochen-werden. Verlangt Ihr Kind nach dieser Arznei, braucht es ganz viel Zuneigung. In seinen wenigen bisherigen Lebensjahren ist es schon gebrochen worden. Geben Sie ihm mit Silicea und Ihrer Zuwendung den Halt, den es braucht, damit auch die Bronchitis endlich ausheilen kann. Silicea und Calcium fluoratum ergänzen sich und folgen gut aufeinander.

Verbascum D6

3 x 1 Gabe
täglich

– **hohl, heiser:** Ein selten tiefer, hohler und heiserer Husten, der sich anhört wie ein röhrender Hirsch und Ihr Kind noch lange nach einer Unterkühlung plagt, spiegelt das Bild von Verbascum wider.

Zusammenfassung

Chronische Bronchitis

Arznei der 1. Wahl, Gewebe verhärtet	Calcium fluoratum D12	2 x tägl.
Arznei der 2. Wahl, braucht viel Zuneigung	Silicea D12	2 x tägl.
tiefer, hohler, heiserer Husten	Verbascum D6	3 x tägl.

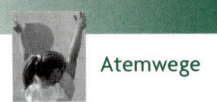

Husten

Husten ist der landläufige Überbegriff aller bakteriellen oder viralen Entzündlichkeiten ab dem Rachen über Kehlkopf, Luftröhre, Bronchien bis tief in die Lunge.

Aconitum D30

1 Gabe
bei Bedarf

– **zu Beginn:** Jede Erkältung oder Entzündung bedarf schon zu Beginn des Aconitum, besonders wenn sie plötzlich und ungeahnt auftritt. Damit lässt sich ein rasches, tief greifendes Fortschreiten der Erkrankung vermeiden.

Bellhusten

Belladonna D30

1 Gabe
bei Bedarf

– **vor Mitternacht:** Dieser trockene, tief bellende Husten ereilt unsere Kinder nach dem Niederlegen ins Bett. Er verschlimmert sich gegen Mitternacht mit Schweiß und Verlangen nach Wärme. Solch ein Bellhusten braucht Belladonna, auch noch am nächsten Tag.

Drosera D4

3 x 1 Gabe
täglich

– **ab Mitternacht:** Der nächtliche, krampfartige, trockene, hohle, blecherne Husten mit Verschlimmerung ab Mitternacht kann ein Hinweis auf einen beginnenden Keuchhusten (➜ Kinderkrankheiten im Kapitel Allgemeines) oder Kruppanfall (➜ Krupphusten in diesem Kapitel) sein. Hier kann Drosera äußerst effektiv eingreifen. Wiederholen Sie die Gabe im Akutfall nachts stündlich.

Chronischer Husten

Ammonium bromatum D4

3 x 1 Gabe
täglich

– **nachts:** Dieser chronische Husten verschlimmert sich in warmen Räumen und eher nachts. Er ist trocken bis mäßig feucht. Geben Sie Ammonium bromatum, bis sich die Sekrete verflüssigen.

Stannum jodatum D4

3 x 1 Gabe
täglich

– **süßlich:** Einen schon reduzierten Allgemeinzustand beobachten wir bei länger andauerndem Husten. Die Hustenstöße sind schwach. Das Sekret ist zwar hörbar rasselnd, aber schwer abhustbar. Es ist von gelber bis grüner Beschaffenheit und schmeckt widerlich süß.

Erkältungshusten

Sticta D6

3 x 1 Gabe
täglich

– **eher nachts:** Ein Erkältungshusten beginnt oft mit einem Schnupfen und steigt langsam über den Rachen in die Bronchien hinab, während sich der Schnupfen bessert. Er ist meist trocken, auch mäßig feucht, verschlimmert sich beim Niederlegen und die ganze Nacht. Brust und Kopf schmerzen zum Zerspringen.

Causticum D6

3 x 1 Gabe
täglich

– **eher tags:** Hier begegnen wir einem Husten mit ähnlichen Beschwerden, der mit einem wunden, brennenden Gefühl im Rachen und hinter dem Brustbein eher tags auftritt. Viel frische, kühle Luft und kaltes Wasser lindern. Ist Causticum angezeigt, setzt sich beim Husten oft unbemerkt tröpfchenweise Urin ab, vor allem bei Mädchen.

Kitzelhusten

Rumex D6

3 x 1 Gabe
täglich

– **beim Rausgehen:** Dieser Kitzelhusten überkommt Ihr Kind beim Übergang ins Kalte. Kaum verlässt es das Haus oder lüftet nachts die Bettdecke, beginnt es zu hüsteln, zu niesen, die Nase läuft. Rumex verschafft Abhilfe.

Bromum D6

3 x 1 Gabe
täglich

– **beim Reinkommen:** Wird das Kind von einem ähnlichen Husten überfallen, sobald es ins Warme kommt, bedarf es Bromum. Kaltes Wasser in kleinen Schlucken lindert die Attacken vorübergehend.

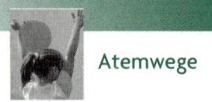

Krampfhusten

Hyoscyamus D12

2 x 1 Gabe
täglich

— **beim Niederlegen:** Ein krampfartiger, trockener, selten akuter Hustenanfall mit Kopfschmerzen beim Niederlegen wird durch Hyoscyamus beruhigt. Meist liegt eine seelische Komponente zugrunde wie beim Asthma oder bei chronischer Atemnot.

Krupphusten

Der Krupphusten ist ein plötzliches, mitternächtliches Geschehen mit lebensbedrohlicher Dramatik, Atemnot, Halsenge, trockenem, blechernem Husten oder mit Giemen, Pfeifen und Atmen wie durch einen feuchten Schwamm.

Aconitum D30

1 Gabe
bei Bedarf

— **Beginn:** Geben Sie zunächst Aconitum. Es beruhigt die Angst des Kindes und auch die Ihre, die der Eltern. Am besten, Sie lösen zehn Kügelchen in einem viertel Liter Wasser und lassen alle fünf Minuten einen gewöhnlichen Schluck davon trinken. Es genügen einige Schlucke, um den Anfall zu unterbrechen.

Drosera D4

1 Gabe
alle 10 Minuten

— **blechern:** Bleibt ein hohler, blecherner Krampfhusten zurück, lassen Sie Drosera folgen. Nach einer Stunde ist Ihr Kind wieder schlafbereit.

Spongia D4

1 Gabe alle
10 Minuten

— **schwammig:** Verbleibt ein bellender Räusperhusten mit schwammartiger, giemender Atmung, ziehen Sie Spongia vor.

Gut zu wissen

Die Nerven behalten

Wenn Sie die Nerven nicht verlieren, werden Sie erleben, dass Ihr Kind keinen Kortison spritzenden Notfallarzt mehr benötigt. Sie selbst verlieren Ihre Angst gegenüber der Unwissenheit in dieser Not.

Zusammenfassung

Krupphusten

bei plötzlichem Beginn um Mitternacht	Aconitum D30	bei Bedarf
hohler, blecherner Krampfhusten	Drosera D4	alle 10 Min.
bellender Räusperhusten mit giemender Atmung	Spongia D4	alle 10 Min.

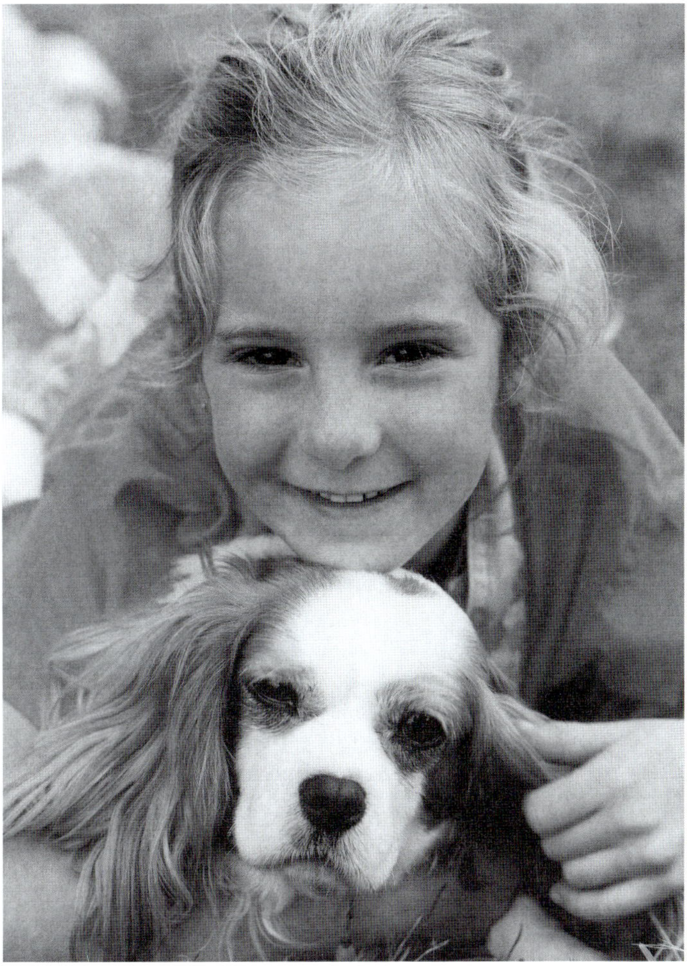

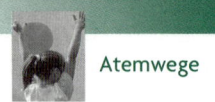

Lungenentzündung

(→ „Bewährte Anwendung der homöopathischen Arznei", Band1;
siehe Literatur S. 207)

Mit einer Pneumonie, wenn sie lege artis vom Facharzt diagnosti-
ziert wurde, darf nicht leichtfertig umgegangen werden. Das sage
ich sowohl Homöopathen als auch Eltern. Die lebensbedrohliche
Atemnot oder der Lungenkollaps bedürfen klinischer Kontrolle.
Neben der Antibiose dürfen Sie gern zusätzlich Arzneien verabreichen. Besonders zu Beginn.

Phosphorus D12

2 x 1 Gabe
täglich

– **Beginn:** Ähnlich einer Rippenfellentzündung (→ siehe unten)
beginnt auch die Lungenentzündung, die ja gleichzeitig mit der
Rippenfellentzündung auftreten kann, mit Husten. Noch wissen
Sie nicht, dass es sich gar um eine Pneumonie handelt. Das erlaubt Ihnen zunächst, die Sache homöopathisch anzugehen. –
Wenn also in diesem Stadium Bryonia D4 für die Trockenheit
des Hustens beim Übergang ins Warme nicht gleich durchgrei-
fend wirkt, geben Sie zusätzlich Phosphorus. Mit viel Hoffnung
bleibt damit Ihrem genesenden Kind der sonst zwingende Kran-
kenhausaufenthalt erspart.

Mercurius solubilis D30

1 Gabe
täglich

– **Viruspneumonie:** Leichter zu betreuen ist dagegen eine Lungenentzündung, die sich im Verlauf einer Grippe entwickelt:
weil, wie Sie vielleicht schon wissen, auch das beste Antibioti-
kum niemals gegen Viren hilft. Mercurius solubilis ist die dafür
am häufigsten angezeigte Arznei. Ganz besonders dann, wenn
der ganze Kerl aus allen Poren stinkt, seine Zunge geschwollen
und schmutzig grau belegt ist, wenn Frostschauer am Rückgrat
rauf- und runterkriechen und weder Kälte noch Wärme eine lin-
dernde Wirkung zeitigen.

Rippenfellentzündung

Apis D6
1 Gabe
stündlich

— **durstlos:** Die Rippenfellentzündung beginnt mit trockenem, hitzigem Fieber und trockenem Husten mit stechenden Schmerzen in den unteren Brustabschnitten. Reichen Sie Apis, wenn trotz der Hitze kein Durst geäußert und um Abkühlung gebeten wird.

Bryonia D4
1 Gabe
stündlich

— **viel Durst:** Besteht bei ähnlichen Beschwerden wie oben heftiger, brennender Durst und eher Verlangen nach einem warmen Umschlag, ziehen Sie Bryonia vor. Der Hustenanfall verschlimmert sich trotz der Wärmebedürftigkeit beim Übergang ins Warme und bei der leichtesten Erschütterung wie Husten, Gehen oder Lagewechsel.

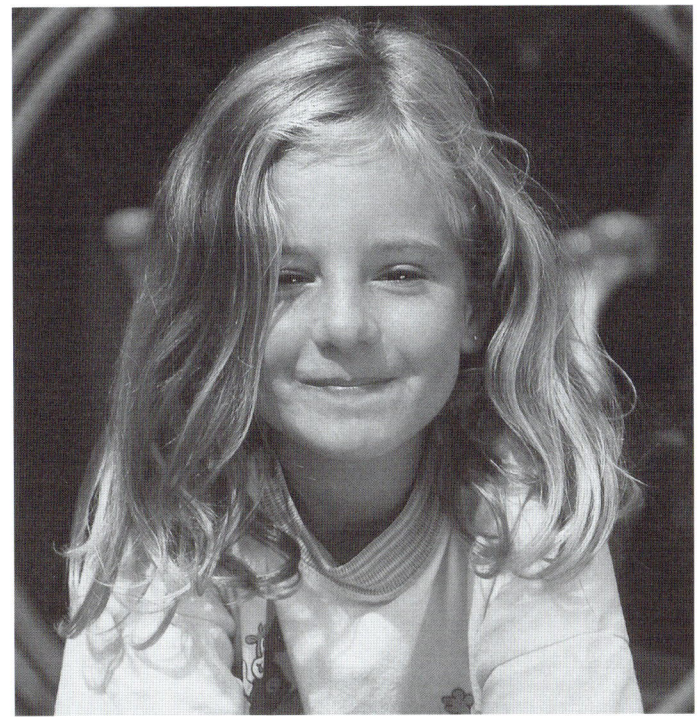

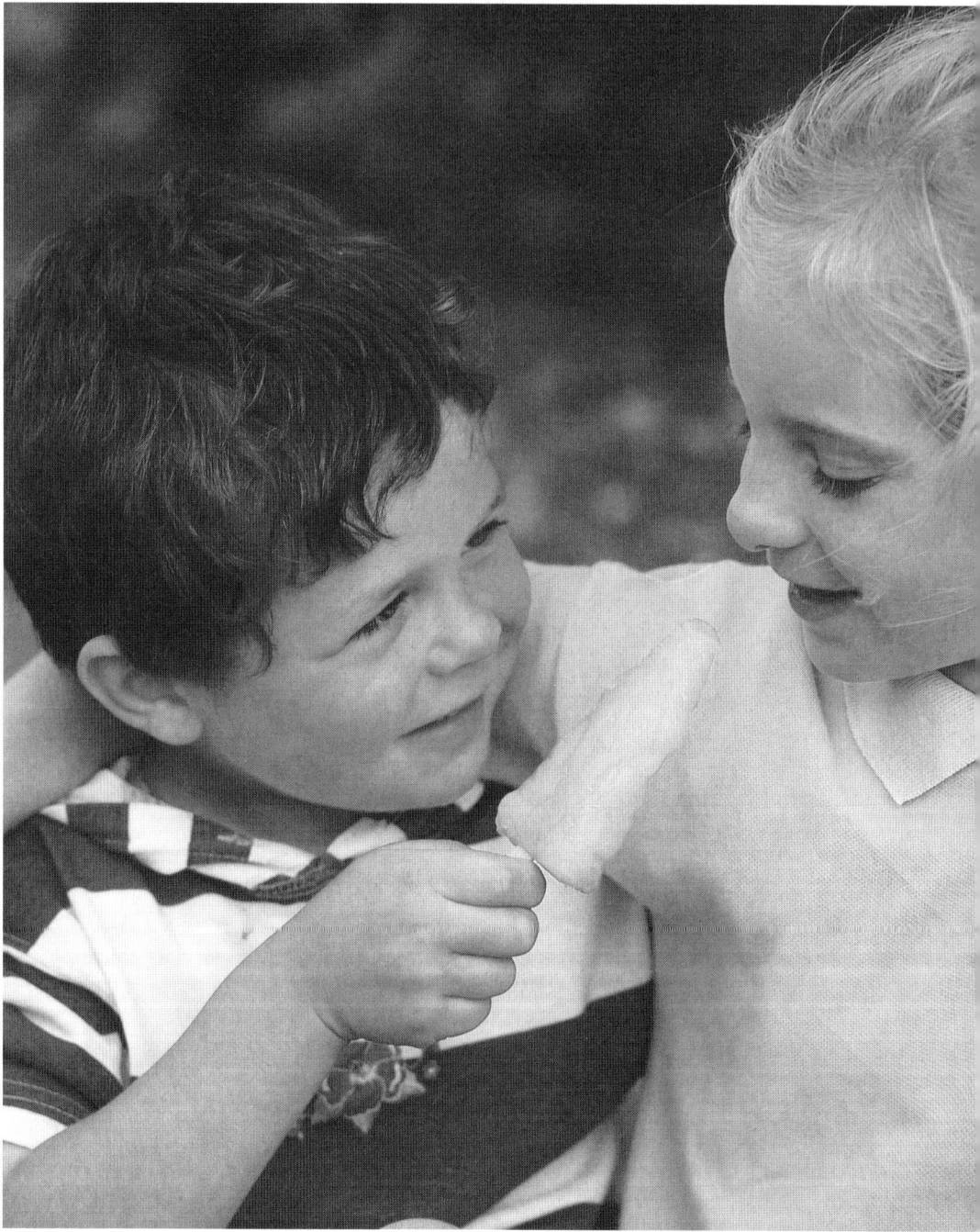

Verdauungswege

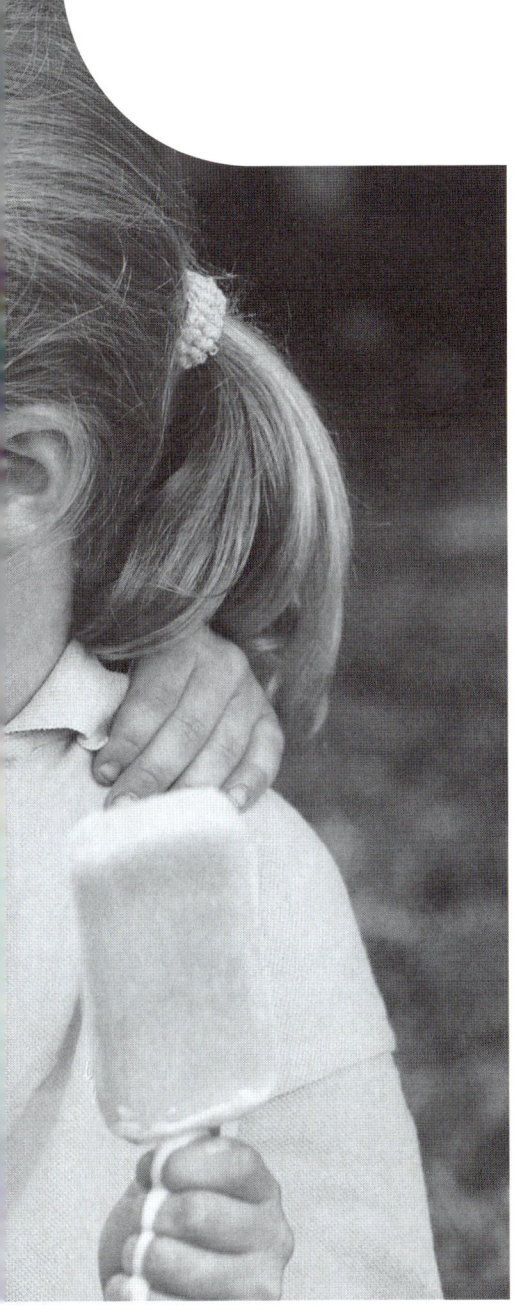

W as müssen sie nicht alles verdauen, unsere Kinder. Nahrung zum materiellen Gedeihen und Probleme zum seelisch-geistigen Reifen. Sie sollen sie sich einverleiben, kauen, schlucken, verdauen, das Wesentliche einbehalten und das Überflüssige ausscheiden. Störungen verstehen wir immer auf zwei Ebenen: im sichtbaren und unsichtbaren Bereich.

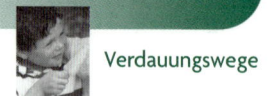

Appetitstörung

Vermehrter Appetit

Hinter der Appetitvermehrung steckt immer ein liebesbedürftiges Wesen, aber auch eines, das seine Grenzen nicht kennt. Wenn das Bedürfnis nach Schutz, Wärme und Besitz (Essen) das natürliche Maß an Harmonie übersteigt, sind wir als Umgebung des Kindes aufgefordert, nach den Ursachen zu forschen und die Balance wiederherzustellen.

Graphites D12

2 x 1 Gabe
täglich

– **Faulpelz:** Dieses dumm, faul und gefräßig erscheinende Kind unterstützen wir mit Graphites. Schweineschnitzel mit Pommes sind sein Lieblingsgericht. Hormonhaushalt, besonders Keimdrüsen, und Willensfunktion werden mit dieser Arznei gestärkt, denn Ersterer ist durcheinander und Letztere liegt förmlich brach.

Antimonium crudum D12 –

2 x 1 Gabe
täglich

Rüpel: Nach dem Motto „Iss, was du kannst!" setzt sich dieses Kind an den Tisch und legt los. Zwischendurch schimpft und rülpst es ungeniert, da Hirn und Bauch sich blähen. Auf seiner Zunge sind weiße Kalkablagerungen erkennbar. Antimonium crudum säubert die Zunge und rührt es sentimental zu Tränen.

Aurum D12

2 x 1 Gabe
täglich

– **Angeber:** Der geborene Führer mit fast angeberischem Selbstbewusstsein, der recht unbeherrscht um sich haut, nimmt unkontrolliert seine Nahrung zu sich. Wird er von seiner Umwelt getäuscht – zumindest empfindet er so die Reaktion auf seine Täuschung –, macht sich in seinem Gemüt eine lustlose Melancholie breit. Aurum mindert das Verabscheuenswürdige in seinem Leben und schenkt ihm eventuell seine kindliche Würde.

Vermehrter Appetit

Faulpelz, geschwächte Drüsentätigkeit	Graphites D12	2 x tägl.
Rüpel, kalkweiße Zunge	Antimonium crudum D12	2 x tägl.
Angeber, unbeherrscht, melancholisch	Aurum D12	2 x tägl.

Verminderter Appetit

Bedenkt man, dass ein Mangel an Appetit bis zur Magersucht mit erzwungenem Erbrechen führen kann, ist dies ein Zustand, mit dem wir als Eltern uns unbedingt auseinander setzen müssen. In ihrem ganzen Wesen sind diese Kinder oft lustlos und lehnen existenzielle menschliche Notwendigkeiten rundweg ab. Um sich dies nicht zu einem durchgehenden Lebensmotiv verhärten zu lassen, beschäftigen wir uns mit ihrem Schicksal.

Tuberculinum bovinum D200

1 Gabe
einmalig

— **Anlage:** Liebenswerte Kinder mit einem Appetitmangel haben diese Störung vermutlich schon in ihrer Anlage (→ Einleitung) mitgebracht. Beginnen Sie die Behandlung mit Tuberculinum, um das Terrain zu reinigen.

Abrotanum D4

3 x 1 Gabe
täglich

— **„Fressmittel":** Bei aufgetriebenem Bauch und schneidenden Schmerzen darin trotz fehlenden Appetits bei einem blassen Kind, das zu großen Drüsen neigt, reichen Sie Abrotanum. Unter den homöopathischen Arzneien wird es als „Fressmittel" gelobt.

Calcium phosphoricum D12

2 x 1 Gabe
täglich

— **Unlust:** Feingliedrig, schwächlich und leicht erschöpfbar, unruhig und durstig ist unser kindliches Wesen. Mit Unlust stochert es auf dem Teller herum. Aber Salziges, Saures, stark Gewürztes und Geräuchertes mag es sehr gern. Ermahnungen zum Essen bereiten ihm Kopfschmerzen, so dass es sich niederlegen

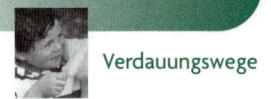

muss. Bevor es einschläft, denken Sie daran, es mit Calcium phosphoricum zu beruhigen (→ Kopf/Schulkopfschmerz).

Silicea D12

2 x 1 Gabe
täglich

– **Angst**: Mild und leicht reizbar, körperlich und geistig unterernährt erscheint uns dieses dürre Wesen. Es zieht Missgeschicke an, die es mit zermürbenden Selbstvorwürfen und Angst vor den gestellten Aufgaben des Alltags beantwortet. Diese Angst verschließt ihm den ganzen Appetit. Mit Silicea wird es sich seinem Schicksal stellen können.

Lycopodium D12

2 x 1 Gabe
täglich

– **Unsicherheit**: In diesem hageren Kind will keine Freude aufkommen. Es greift gern nach Süßigkeiten und warmen Speisen. Am wohlsten fühlt es sich aber, wenn es nichts isst. Dann ist der Unterbauch nicht so mächtig gebläht. Lycopodium, zum Frühstück und zum Abendessen zugefüttert, wird seine Aufmerksamkeit von seinem selbstüberschätzten Ego auf seine Fehler lenken, damit es daraus weiser werde.

Zusammenfassung

Verminderter Appetit		
liebenswert, erblich bedingt	Tuberculinum bovinum D200	einmalig
Bauch schneidend gebläht, große Drüsen	Abrotanum D4	3 x tägl.
Unlust beim Essen, müde	Calcium phosphoricum D12	2 x tägl.
mild, ängstlich, minderwertig	Silicea D12	2 x tägl.
Unterbauch gebläht, geringes Selbstwertgefühl	Lycopodium D12	2 x tägl.

Pförtnerkrampf

Cuprum metallicum D30 — **Luftschlucker:** Erbrochenes läuft aus dem Mundwinkel Ihres
1 Gabe
bei Bedarf
Kindes. Schon als Säugling gehörte es zu den typischen „Luftschlu-
ckern". Mit Cuprum metallicum ist die Arzneiwahl optimal, wenn
das Kind auch anderswo (Muskeln, Husten, Darm) zu Krämpfen
neigt.

Colocynthis D6 — **einschießend:** Plötzlich einschießende, stechende Schmerzen.
3 x 1 Gabe
täglich
Ihr Kind krümmt sich, Wärme und Druck bessern, was Colocynthis anzeigt. Meist hilft sich das Kind entsprechend seiner Modalität von selbst, indem es die Faust gegen die schmerzende
Stelle presst.

Magnesium — **krampfend:** Auch dieses Kind krümmt sich unter seiner kramp-
phosphoricum D6
3 x 1 Gabe
täglich
fenden Pein. Mit Magnesium phosphoricum, Wärme und Reiben auf dem Bauch verschaffen Sie ihm Linderung.

Chamomilla D30 — **schreit schrill:** Dieser höchst schmerzempfindliche Säugling ist
1 Gabe
bei Bedarf
durch sein Dilemma gereizt, zornig, schreit unleidlich oder
schrill, beugt sich vor und zurück, als wisse er nicht recht, was er
wolle. Herumtragen und Chamomilla trocknen seine hitzige,
schwitzige Kopfdecke.

Belladonna D30 — **streckt sich:** Unser wohl genährter, roter, runder Säugling streckt
1 Gabe
bei Bedarf
sich rückwärts, und sein Gesicht läuft dabei tomatenrot an. Mit
Belladonna und stets liebevoller Mutterhand, die er nicht ab-
lehnt, erleichtern Sie seine krampfenden Stauungen.

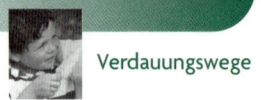

Pförtnerkrampf

Luftschlucker, Krümmen bessert	Cuprum metallicum D30	bei Bedarf
einschießende Schmerzen, Druck bessert	Colocynthis D6	3 x tägl.
krampfende Schmerzen, Reiben bessert	Magnesium phosphoricum D6	3 x tägl.
unleidlich, schreit schrill, Tragen bessert	Chamomilla D30	bei Bedarf
Rückbeugen bessert	Belladonna D30	bei Bedarf

Schluckauf

Belladonna D30

1 Gabe
bei Bedarf

– **akut:** Ist der Schluckauf sehr krampfhaft, verbunden mit dem Verlangen, den Oberkörper zu strecken oder gar zurückzubeugen, wird Belladonna dem Zwerchfellschütteln ein Ende bereiten.

Magnesium phosphoricum D6

3 x 1 Gabe
täglich

– **chronisch:** Üblicher ist das Verlangen, den Körper zu krümmen. Magnesium phosphoricum und zartes Reiben des Bauches beheben den regelmäßigen Schluckauf des Säuglings nach der Milchaufnahme.

Hyoscyamus D30

1 Gabe
täglich

– **wiederkehrend:** Der Schluckauf kehrt häufiger wieder und ist verbunden mit heftiger Erregung von Bauch, Brust und Gemüt. Hyoscyamus vermeidet, dass nicht nach jeder Erschütterung geflucht wird.

Schluckauf

akut, krampfhaft	Belladonna D30	bei Bedarf
chronisch	Magnesium phosphoricum D6	3 x tägl.
häufig wiederkehrend	Hyoscyamus D30	bei Bedarf

Erbrechen

Die funktionellen Störungen im Magen-Darm-Trakt beginnen in der zweiten Lebenswoche. Sie äußern sich in Erbrechen, Durchfall, Verstopfung und Koliken.

Bei Säuglingen

Säuglinge beginnen zunächst in kleinen Mengen und nur unregelmäßig zu erbrechen. Später wird häufig nach jeder Nahrungsaufnahme erbrochen.

Aethusa D6

3 x 1 Gabe
täglich

— Milcherbrechen: Die Milch wird im Schwall erbrochen, geradezu aus dem Rachen herausgeschleudert, kaum dass sie den Magen erreicht. Nach dem Erbrechen wird wieder Hunger geäußert, Milch zugeführt, erbrochen – ein Teufelskreislauf beginnt. Aethusa unterbricht ihn, bevor sich Durchfall, Verstopfung und allgemeiner Kräfteverfall dazugesellen.

Cuprum metallicum D30

1 Gabe
bei Bedarf

— Luftschlucker: Hier liegt eine passive Art des Erbrechens vor. Die Milch wird aufgeschwulkt und läuft geronnen aus den Mundwinkeln, teilweise auch aus der Nase. Beim Trinken ist ein deutliches Glucksen zu hören. Cuprum metallicum vermeidet den drohenden Pförtnerkrampf und sorgt für „Trinkfestigkeit".

Bei Kleinkindern

Nux vomica D30

1 Gabe
bei Bedarf

— bei Durcheinander: Nach völligem Durcheinander beim Essen drückt der Magen wie ein Stein. Die aufsteigende Säure wird mit Nux vomica gebunden. Diese (Klein-)Kinder sind reizbar, übel gelaunt und uneinsichtig. Die Zunge ist belegt. Das Erbrochene ist so sauer wie die Stimmung.

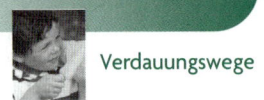

Ipecacuanha D4

1 Gabe
alle 10 Minuten

– **andauernd übel:** Bei diesen Kindern ist die Zunge glatt, rein und sauber. Ihre Übelkeit ist durch nichts zu lindern. Ähnelt das Erbrechen eher einem Gewürge wie beim Brechhusten, wird Ipecacuanha erstaunlich schnell Abhilfe schaffen.

Ignatia D30

1 Gabe
bei Bedarf

– **bei Kummer:** Als Folge von Kummer wie Heimweh, Liebeskummer im weitesten Sinne, Tadel oder Zurechtweisung tritt Erbrechen auf. Die zugehörigen Kinder sind übersensibel, liebesbedürftig und leicht zu trösten, aber auch launenhaft, widersprüchlich und kapriziös. In ihrem Kummer seufzen und schlucken sie wie Erwachsene. Schwer verdauliche Speisen bekommen ihnen bei Übelkeit besser als leicht verdauliche (paradox).

Zusammenfassung

Erbrechen bei Säuglingen und Kleinkindern		
Milchunverträglichkeit	Aethusa D6	3 x tägl.
Aufschwulken von Milch	Cuprum metallicum D30	bei Bedarf
Folge von Durcheinanderessen	Nux vomica D30	bei Bedarf
anhaltende Übelkeit	Ipecacuanha D4	alle 10 Min.
bei Kummer, paradoxes Phänomen	Ignatia D30	bei Bedarf

Nervöses Erbrechen

Argentum nitricum D30

1 Gabe
bei Bedarf

– **aufgeregt:** Diesen kleinen Helden verlässt plötzlich der Mut. Ihm wird ganz dusselig im Kopf. Gleichzeitig plagen ihn Bauchkrämpfe. Wovor hat er Angst? Vor der Schule? Vor dem hohen Turm mit den vielen Treppen, wo er das Gefühl hat, dass der Boden unter den Füßen wegrutscht? Dann fängt er an zu würgen. Immer wieder. Und gleichzeitig geht auch ein Kleks in die Hose. Argentum nitricum besiegt die Aufregung in Kopf, Magen und Darm.

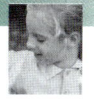

Chamomilla D30

1 Gabe
bei Bedarf

— **zornig:** Dieser Zornige ärgert sich über alles. Er stampft auf den Boden, wird immer hitziger, schwitziger, nur nicht witziger. Aus seinem rot entflammten Gesicht quellen schrille Zornesausbrüche, wobei er sich auf den Boden schmeißt, strampelt und aus vollem Hals schreit. Denken Sie, er habe sich beruhigt, geht alles wieder von vorn los bis zum Erbrechen. Ein Eimer kaltes Wasser und Chamomilla beenden den Spuk (→ Wutausbrüche im Kapitel Gemüt).

Nux vomica D 30

1 Gabe
bei Bedarf

— **reizbar:** Dieser Spucker ist blass und drahtig, ewig übel gelaunt und immer reizbar. Nichts gelingt ihm richtig, denn sein Ärger zerstört seine Vorhaben. Mit Vorliebe schikaniert er die ganze Familie. Deshalb rennen alle nach seiner Order und versuchen, es ihm recht zu machen. Nux vomica ist dafür ein Friedensspender. Es entsäuert Magen und Miene.

Arsenicum album D30

1 Gabe
einmalig

— **ängstlich:** Angst plagt dieses ernste Kind, ob es wohl auch alles richtig gemacht habe. Gewissenhaftigkeit ist seine tägliche Folter. Besonders nachts finden Sie es auf der Toilette, wo es sich bis zur Leichenblässe herzzerreißend übergibt.

Cuprum metallicum D30

1 Gabe
bei Bedarf

— **verzogen:** Dieser blonde, verzogene Bengel gibt sich unordentlich, unzufrieden und starrköpfig. Aber er trickst. In der Schule besticht er die Lehrer mit seinem Charme. Zu Hause zieht er eine üble Schau ab, wenn ihm etwas nicht passt. Er schreit bis zum Erbrechen. Danach liegt er wie tot auf dem Boden, bläulich blass, verkrampft und starr. Cuprum metallicum, nach jedem „Anfall" zugesteckt, schafft es, seinen Liebreiz zu fördern, aber nur zusammen mit Grenzen, die Sie ihm mit Nachdruck aufzeigen sollten.

Cina D6

3 x 1 Gabe
täglich

— **bei Würmern:** Bei diesem nervösen Kind ist die Ursache für das Erbrechen und die üble Laune eine Wurminfektion. Würmer kriechen nachts, mit der Wärme unter der Bettdecke, aus dem After und auf dem ganzen Körper umher. So juckt nicht nur der Hintern, sondern das ganze Fell. An allen Körperöffnungen zupft es. Alles an dem Kind bewegt sich haspelig, auch der Ma-

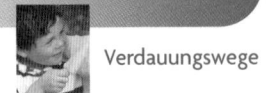

gen, bis er sich nach außen stülpt. Schneidet der Zappelphilipp Grimassen oder zwinkert und schielt er, bestätigt das nur die Wahl von Cina.

Zusammenfassung

Nervöses Erbrechen

bei Aufregung	Argentum nitricum D30	bei Bedarf
bei Zorn	Chamomilla D30	bei Bedarf
bei Reizbarkeit	Nux vomica D30	bei Bedarf
bei Angst	Arsenicum album D30	einmalig
verzogenes Kind, bei unerfülltem Wunsch	Cuprum metallicum D30	bei Bedarf
Würmer, Zappelphilipp	Cina D6	3 x tägl.

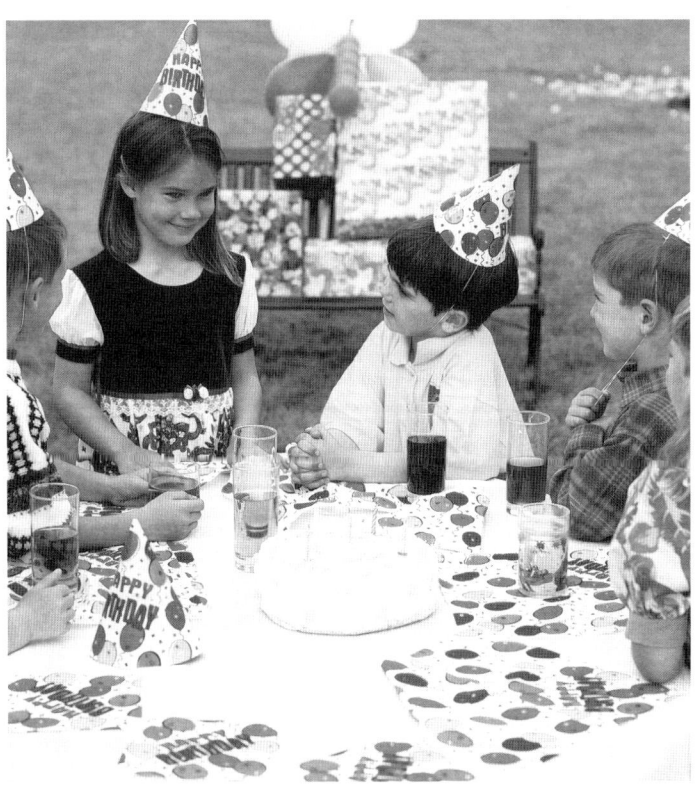

Verdorbener Magen

Carbo vegetabilis D30
1 Gabe
bei Bedarf

— **gestaut durch Schwüle:** Erst gegen Abend beginnen die Beschwerden. Der Bauch ist dick und gebläht, gestaut und rumort. Nichts geht mehr. Kein Laut kommt, selbst aus dem Bauch nicht. Krümmen und Strecken sind mit Übelkeit und Schwärze vor den Augen verbunden. Schwüles Wetter hat diese Misslage ausgelöst. Nach dem Essen stockt der Kreislauf, streikt der Stoffwechsel. Carbo vegetabilis wird einen übel schwächenden Durchfall in der Folge verhindern.

Pulsatilla D30
1 Gabe
bei Bedarf

— **durch Kaltes:** Auslöser dieser Übelkeit sind kaltes Essen, Obst, Eis und Sahne. Die Leidenden sind blonde, rundlich-blasse Mädchen. Pulsatilla sorgt dafür, dass das Übel sich in ranzigem Aufstoßen, fauligen Winden und deftigen Durchfällen verflüchtigt.

Nux moschata D30
1 Gabe
bei Bedarf

— **durch zu viel Kaltes:** Zu viel Eis oder Kaltes beschert diesen roten Geschwätzigen, mal Heiteren, mal Ärgerlichen dicke Wampen. Dann ist ihnen nichts mehr recht zu machen, und widersprechen sollten Sie besser nicht. Das könnte einen hysterischen Anfall auslösen. Mit Nux moschata brechen erlösende Explosionen von Rülpsern heraus. Besser aus dem Magen als aus der Seele!

Magnesium carbonicum D12
2 x 1 Gabe
täglich

— **durch Milchtrinken:** Eine Arznei für die Marathon-Milchtrinker, blonde Dicke oder dunkle Dünne, die sich den Bauch reiben und dabei viel schimpfen. Mit Magnesium carbonicum vergeht zwar die Streitlust, aber der saure Durchfall ist unvermeidlich.

Antimonium crudum D30
1 Gabe
bei Bedarf

— **durch Saures:** Wenn die roten Sauer-Schlecker es mal wieder mit Obst und Sprudelwasser übertrieben haben, hilft nur noch Antimonium crudum, um mit unmanierlichen Rülpsern oder Würgen die üble Völle hinauszutreiben.

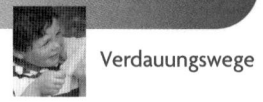 Verdauungswege

China D30

1 Gabe
bei Bedarf

– durch saure Kirschen: Für die eher Blassen mit der Vorliebe für saure Kirschen und ihren trommelartig geblähten Bauch, der nicht berührt werden darf, ist China die Lösung. Die Rülpser bringen sonst keine Erleichterung, und zusehends fühlen die Kinder sich schwächer.

Arsenicum album D30

1 Gabe
bei Bedarf

– durch kaltes Durcheinander: Dieses gütige, verständnisvolle Kind kann nicht nein sagen zu Eis, Früchten und kaltem Trinken. Und sei es auch nur, um sein menschliches Umfeld nicht zu enttäuschen. Die Quittung ist: Blässe, total ausgelaugt, unruhiges Wimmern und ein sterbenselender Magen. Arsenicum album verhilft zu raschem Erbrechen, bis nur noch saures Wasser oder Galle hervorgewürgt wird. Auch der Wunsch, bei solcher Übelkeit lieber zu sterben, verflüchtigt sich.

Zusammenfassung

Verdorbener Magen

eher abends, nach Schwüle	Carbo vegetabilis D30	bei Bedarf
zu kaltes Essen, Obst, Eis, Sahne	Pulsatilla D30	bei Bedarf
zu viel Eis oder Kaltes	Nux moschata D30	bei Bedarf
übermäßiger Milchgenuss	Magnesium carbonicum D12	2 x tägl.
zu viel Obst und Sprudelwasser	Antimonium crudum D30	bei Bedarf
zu viele saure Kirschen	China D30	bei Bedarf
zu viel Eis, Früchte, kaltes Trinken	Arsenicum album D30	bei Bedarf

Bauchkoliken

Blähkoliken

Chamomilla D30

1 Gabe
bei Bedarf

— **ganzer Bauch:** Diese Arznei tut jenen hitzigen Kindern gut, wenn sie schwitzig und unausstehlich sind. Dabei ist meist nur eine Wange rötlich entflammt. Sie schreien schrill und krümmen sich. Einige bilden die Ausnahme und strecken sich.

Carbo vegetabilis D30

1 Gabe
bei Bedarf

— **Oberbauch, erschöpft:** Bei diesem Kind ist das Gesicht blass. Die Beine sind kalt bis über die Knie. Die Haut ist bläulich gezeichnet. Carbo vegetabilis glättet den Trommelbauch und setzt den Stuhl in Gang.

Magnesium carbonicum D12

1 Gabe
alle 10 Minuten

— **Oberbauch, wütend:** Eine Arznei für die Tagesmutterkinder, die ewig Ungeliebten mit den vorwurfsvollen Augen. Wenn sie ihre geliebte Milch trinken oder Früchte und Gemüse essen, überfällt sie böses Bauchweh. Das kneift und sticht, zwingt in die Knie und macht wütend. Dann beschimpfen sie sich und die Welt. Nach der ersten Gabe Magnesium carbonicum hören sie auf zu schwitzen und sauer zu riechen. Die zweite Gabe lässt die Winde wehen und erlösenden Durchfall hervorschießen.

Mandragora D12

1 Gabe
alle 10 Minuten

— **rechter Oberbauch:** Bei diesem Kandidaten stauen sich die Blähungen eher rechts. Die damit verbundenen Schmerzen ziehen bis zum rechten Schulterblatt. Ungewöhnlich ist, dass die Schmerzen im nüchternen Zustand (nichts gegessen) am stärksten sind. Mandragora greift lindernd ein.

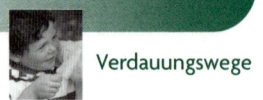

Dioscorea D4

1 Gabe

alle 10 Minuten

– **linker Oberbauch:** Bei dieser Blähung liegt der Gequälte blass und schweißig auf dem Boden, den Rücken gestreckt, stocksteif und über lange Zeit. Zwischendurch unterbrechen heftige Blähkoliken den Dauerschmerz in der linken Bauchseite. Dioscorea und zarte Rückenmassagen bereiten den Blähungen zwar ein stinkendes, doch wohliges Ende.

Lycopodium D12

2 x 1 Gabe

täglich

– **Unterbauch:** Dieser Unterbauch-Geblähte hat den ganzen Tag schlechte Laune, aber besonders zwischen 16 und 20 Uhr. Wenn jemand über seine Pupser lacht, schmollt er leicht beleidigt. Lycopodium verflüchtigen seine Blähungen, und seine üble Laune verschläft er selig.

Zusammenfassung

Bauchkoliken

„unausstehlich", mit hitziger Schädeldecke	Chamomilla D30	bei Bedarf
blass, bläulich, Oberbauch gebläht	Carbo vegetabilis D30	bei Bedarf
nach Milch, Früchten oder Gemüse	Magnesium carbonicum D12	alle 10 Min.
rechter Oberbauch gebläht, streckt sich	Mandragora D12	alle 10 Min.
Linker Oberbauch gebläht, streckt sich	Dioscorea D4	alle 10 Min.
Unterbauch gebläht	Lycopodium D12	2 x tägl.

„Dreimonatskolik"

Lycopodium D6

1 Gabe

alle 10 Minuten

– **nachts:** Ihr blasser Säugling mit Sorgenfalten auf der Stirn schreit ab etwa 17 Uhr die ganze Nacht hindurch. Tagsüber lächelt er friedlich. Versteckte Blähungen sind die Ursache seiner Not. Legen Sie ihm Lycopodium zwischen die Zahnleiste, bei akutem Beginn alle zehn Minuten, ansonsten bei jeder erneuten Kolik.

Cicuta virosa D12

2 x 1 Gabe
täglich

— **tags und nachts:** Durch schrille Schreie tags und nachts macht uns dieser Säugling auf seine Qual aufmerksam, welche die Eltern durch ihre Übernächtigung zur Verzweiflung treibt. Obendrein streckt sich der empfindliche Rücken wie zu einer Brücke durch. Da der Ursprung der scheinbaren Blähkoliken zentral bedingt ist, verabreichen Sie Cicuta sowohl bei jeder Attacke als auch regelmäßig.

Magnesium phosphoricum D6

1 Gabe
alle 10 Minuten

— **Reiben lindert:** Im Verlauf des Nachmittags krümmt sich unser Säugling zusehends schlimmer. Sie merken, dass ein warmer Wickel insgesamt erleichtert. Während Sie ihm sanft seinen Leib reiben, stecken Sie ihm Magnesium phosphoricum bei jeder erneuten Attacke zu.

Colocynthis D6

1 Gabe
alle 10 Minuten

— **Gegendruck lindert:** Ähnlich wie obiger Säugling krümmt sich dieser, wobei er besser festen Gegendruck als Bauchreiben verträgt. Bei genauer Beobachtung bemerken Sie, dass die Anfälle plötzlich und heftig einschießen. Sind Sie nicht ganz sicher, so dürfen Sie Colocynthis im Wechsel mit obiger Arznei anreichen.

Zusammenfassung

Dreimonatskoliken

schreit die ganze Nacht, tags freundlich	Lycopodium D6	alle 10 Min.
schreit tags und nachts, überstreckt	Cicuta virosa D12	2 x tägl.
krümmt sich, Reiben lindert	Magnesium phosphoricum D6	alle 10 Min.
krümmt sich, Gegendruck lindert	Colocynthis D6	alle 10 Min.

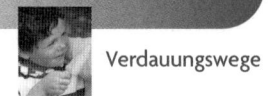

Nabelkolik

Kummer, Ärger, Tadel oder anderweitig verstecktes, seelisches Leid sind die üblichen Auslöser für Nabelkoliken mit oder ohne geblähten Bauch. Schauen Sie deshalb bitte in den zwei vorigen Kapiteln nach (→ Dreimonatskolik, Blähkolik), denn dieselben Arzneien bringen auch hier Linderung. Eine drollige, liebenswerte Ausnahme darf ich Ihnen personenbezogen trotzdem skizzieren.

Calcium carbonicum D12 —
2 x 1 Gabe
täglich

Leistungsdruck: Ein rundliches, braves, träges Kind mit einer Vorliebe für auserlesene Schokolade, klagt allmorgendlich vor der Schule über Bauchweh um den Nabel herum. Mehr wird es nicht von sich geben. Längst vermuten Sie, dass ihm der Leistungsdruck seitens der Schule Kummer bereitet. Und schon wieder keinen Stuhlgang heute morgen, was unser Kind anscheinend nicht behelligt. Es beschwert sich nie darüber, eher schimpft es über die Bewältigung des Lehrstoffes, nie über Lehrer. Die mag es alle. Calcium carbonicum, gemischt mit Ihren tröstenden Aufmunterungen, Ihrem liebevollen, aber kontinuierlichen Ansporn, wird ganz geduldig seine versteckten Fähigkeiten herausschälen. Etwas unbeholfen wird es immer im Leben bleiben, aber stets in dickköpfige Liebenswürdigkeit verpackt.

Durchfall

Akuter Durchfall

Der akute Durchfall folgt meist einer Verdauungsstörung in der Folge von genussreicher Nahrungsaufnahme oder Nahrungsunverträglichkeit, aber auch von Wettereinflüssen. Oder er ist ein simpler Versuch des Organismus, sich von „Giften" zu befreien.

Nux vomica D30 1 Gabe bei Bedarf	– **durcheinander:** Die häufigste Störung plagt Kinder nach Durcheinander im Essen und Trinken, was sie zu leichter Reizbarkeit veranlasst. Nux vomica unterstützt die Entgiftung des Organismus über die Leber.
Carbo vegetabilis D30 1 Gabe bei Bedarf	– **fettiges Essen:** Für die Folgen von fettigem Überessen mit sichtbar geblähter Magengegend, stockender Nahrungsverbrennung und Gären im Bauch halten wir stets Carbo vegetabilis in Reserve, da es das Feuer der Verdauung spontan anfacht. Versuchen auch Sie einmal diese Labsal!
Veratrum album D30 1 Gabe 2-stündlich	– **Erschöpfung:** Weniger spontan heilend sind massive wässrige, erschöpfende Durchfälle mit anschließendem Ohnmachtsgefühl meist als Folge von sommerlichem Wettereinfluss oder allgemeiner Erschöpfung. Veratrum album greift dann hilfreich ein, wenn Ihrem Kind schwummrig im Kopf ist, kalter Schweiß auf der Stirn steht, aber Übelkeit fehlt.
Arsenicum album D30 1 Gabe 2-stündlich	– **Vergiftung:** Große Übelkeit, Hinfälligkeit, Totenelendigkeit, Blässe mit kaltem Schweiß als Folge von Nahrungsvergiftung oder Kostumstellung in fremden Ländern mit gussweise erschöpfendem Durchfall, eventuell mit gleichzeitigem Erbrechen, fordern Arsenicum album. Erstaunlich rasch wird sich die enorme Schwäche verflüchtigen.

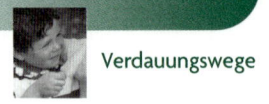
Aloe D6

1 Gabe
stündlich

– **Kostumstellung**: Fremdartiges Essen aus Orient und Okzident, das im Magen anfängt zu gären, zu rumoren und zu blähen, bedarf der Aloe. Diese Arznei ist besonders angezeigt, wenn der Schließmuskel des Afters sich unsicher anfühlt. Unser Kind kann nicht unterscheiden, ob Winde oder breiiger Stuhl zum Ausgang drängen.

Ferrum phosphoricum D12

2 x 1 Gabe
täglich

– **Hitze**: Wenn die Natur uns wieder mal einen Sommer bescheren sollte mit Sonne, Hitze und prächtigem Wohlbefinden, Ihre Kinder jedoch an Durchfall leiden ohne Beeinträchtigung ihres Allgemeinbefindens, dann brauchen sie Ferrum phosphoricum.

Antimonium crudum D30

1 Gabe
2-stündlich

– **Kaltbaden**: Wenn Ihre Kinder bei solch hitzigem Wetter plantschen oder schwimmen, obwohl das Wasser entschieden zu kalt ist, vergessen Sie nicht Antimonium crudum zur Heilung aller Folgen von Kaltbaden, nicht nur des Durchfalls, in Ihre Tasche zu packen.

Zusammenfassung

Akuter Durchfall		
durcheinander gegessen, gereizte Laune	Nux vomica D30	bei Bedarf
zu fettes Essen, Blähbauch	Carbo vegetabilis D30	bei Bedarf
Sommerwetter, Erschöpfung, keine Übelkeit	Veratrum album D30	2-stündl.
Nahrungsmittelvergiftung oder Kostumstellung	Arsenicum album D30	2-stündl.
fremdländisches Essen	Aloe D6	stündl.
nach Sonne und Hitze	Ferrum phosphoricum D12	2 x tägl.
nach Kaltbaden bei Hitze	Antimonium crudum D30	2-stündl.

Chronischer Durchfall

(→ „Enders' Handbuch Homöopathie" und „Praktische Homöopathie in der Kinderheilkunde", siehe Literatur S. 207)

Verstopfung

Krampfhaft, mit Drang

Silicea D12

2 x 1 Gabe
täglich

— **schlüpft zurück:** Hier begegnen wir einer kleinen, zarten Person, der man nicht zu nahe kommen darf und die doch unsere Zuneigung sucht. Sie ist ein schüchterner Neinsager (→ Neinsager im Kapitel Gemüt). Aus Angst vor dem, was auf ihn zukommen könnte, geht er nicht gern ins Freie. Eigentlich fühlt er sich nur im warmen Bett richtig wohl. Das Örtchen belegt er stundenlang und kommt doch nicht entlastet, sondern unverrichteter Dinge zurück. Er muss richtig pressen, schmerzhaft und mühsam. Wenn der Stuhl dann endlich zu flutschen wagt, schlüpft er gleich wieder zurück, denn unserem Kind fehlt die Kraft der Durchsetzung.

Natrium muriaticum D30

1 Gabe
wöchentlich

— **gebunden:** Freunde will dieses Kind. Dabei ist es ganz unauffällig, drängt sich niemandem auf. Im Gegenteil: Es wirkt ernst, still, in sich gekehrt, fast traurig. So wie seine Gefühle hält es seinen krampfhaft drängenden Stuhl zurück bis zur totalen Verstopfung. Auf dem Pausenhof steht es allein, beobachtet die anderen und isst Salzstangen. Hat es endlich einen Freund gefunden, ist es feinfühlig, treu, und sein Stuhl wird weicher. Einmal in der Ferne, wird unser Kümmerling von sehnsüchtigem Heimweh geplagt (→ Heimweh im Kapitel Gemüt).

Alumina D12

2 x 1 Gabe
täglich

— **klebrig:** Das Alumina-Kind ist ein kleiner Trauerkloß. Oft ist es ein Tagesmutterkind. Schnell lässt es den Kopf hängen. Trotzdem ist es hektisch. Es verspürt selten Durst, wodurch es teilweise richtig ausgetrocknet ist. Sein After ist so verkniffen wie sein Lebensgefühl. Wenn er sich öffnen sollte, dann für einen klebrigen Brei, der einige Lagen an Toilettenpapier erfordert.

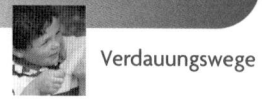

Lycopodium D12

2 x 1 Gabe
täglich

– Besserwisser: Dieser Vertreter ist hager und erdig gelb aussehend. Trotz seiner Schwäche ist er recht stolz und weiß alles besser. Selbst mit unwichtigen Kleinigkeiten macht er sich wichtig. Widersprechen Sie ihm, ist er leicht beleidigt. Beim Essen ist er schnell satt. Dann bläht sich der Unterbauch, nicht ohne Geräusche. Sein Stuhl ähnelt großen Rosinen, was ihn sorgenvoll belastet.

Ohne Krampf, ohne Drang

Calcium carbonicum D12

2 x 1 Gabe
täglich

– gebunden: Diese Kinder sind eher dicklich. Sie haben überhaupt keinen Drang zum Stuhl. Bei Raufereien schwitzen sie wie ein Ackergaul und gehören immer zu den Unterlegenen. Sie sind lieb, freundlich, gutmütig, dabei etwas linkisch und unbeholfen. Eierkuchen, Butterbrote und Süßigkeiten gehören zu ihren allerliebsten Nahrungsmitteln. Da wundern wir uns wenig über ihre bleiche, wabbelige Erscheinung, die ihrer Bequemlichkeit und trödeligen Verdauung entgegenkommt.

Graphites D12

2 x 1 Gabe
täglich

– knollig: Blass, dick und träge geworden, ist dieses total verstopfte Kind. Harte, große, stinkende Knollen, mit viel Schleim, manchmal mit Blut bedeckt, sind das Ergebnis langer Sitzungen. Sein Gesicht hat etwas Düsteres, Undurchschaubares, Sorgenvolles, Vor-Sich-Hinstarrendes, das sich nur bei starken Gefühlsregungen zu leichtem Weinen verzieht. Viel Geduld, Grenzen in der unbeherrschten Nahrungsaufnahme und Graphites vertreiben die düsteren Wolken zugunsten ausgleichender Lebensfreude.

Opium D30

1 Gabe
bei Bedarf

– schwarze Brocken: Dieses bedauernswerte Geschöpf braucht trotz seiner jungen Jahre schon manchmal einen Einlauf. Irgendwann, wir müssen nicht wissen wodurch, erlitt es einen fürchterlichen Schreck. Seitdem besteht sein Stuhl aus richtig schwarzen Knollen, die allerdings ohne Schmerz nach außen quellen. Wer lange genug Schmerzen erlitt, ist keiner Regung mehr, keiner Ausscheidung, keines Loslassenkönnens fähig. Nur Opium verschafft uns Hoffnung.

Säuglinge

Magnesium muriaticum D6

3 x 1 Gabe
täglich

– **Stillkinder:** Bei Säuglingen mit hartem, trockenem und bröckeligem Stuhlgang besteht meist der Verdacht auf Milchunverträglichkeit. Ist der Bauch des Kindes hart und aufgetrieben, reichen Sie bei Stillkindern am besten Magnesium muriaticum.

Magnesium carbonicum D6

3 x 1 Gabe
täglich

– **Ersatzmilchkinder:** Bei Säuglingen, die mit Milchersatzprodukten ernährt werden und dieselben Symptome aufweisen wie die Stillkinder, entscheiden Sie sich für Magnesium carbonicum.

Zusammenfassung

Verstopfung

schüchtern, sucht Zuneigung	Silicea D12	2 x tägl.
ernst, feinfühlig, treu	Natrium muriaticum D30	wöchentl.
hektisch, traurig	Alumina D12	2 x tägl.
hager, stolz, Besserwisser	Lycopodium D12	2 x tägl.
dicklich, lieb, tröstbar	Calcium carbonicum D12	2 x tägl.
dick, blass, träge, düster	Graphites D12	2 x tägl.
empfindungslos nach Schreck	Opium D30	bei Bedarf
bei Stillkindern	Magnesium muriaticum D6	3 x tägl.
bei Ersatzmilchkindern	Magnesium carbonicum D6	3 x tägl.

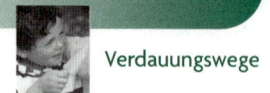
Blinddarm

Der Blinddarm sitzt im rechten Unterbauch. Dort wird die beginnende Entzündung als Schmerz empfunden. Er zwingt zum Krümmen des Körpers. Im Liegen werden die Beine angezogen. Bevor Sie mit Ihrem Kind in die Klinik fahren, sollten Sie versuchen, die Art des Schmerzes zu analysieren. So können Sie die passende, die Entzündung regulierende Arznei finden und das Geschehen günstig beeinflussen – egal, ob eine Operation folgt oder nicht.

Blinddarmreizung

Die gelegentliche Blinddarmreizung oder leichte Entzündung können Sie auf alle Fälle arzneilich beherrschen.

Apis D6
1 Gabe
stündlich

– Stechen, durstlos: Beginnt es im rechten Unterbauch zu stechen und verschlimmert Druck den Schmerz, legen Sie Ihrem erhitzten Kind einen Eisbeutel auf. Äußert es obendrein keinen Durst, dürfen Sie der Heilwirkung von Apis vertrauen.

Bryonia D4
1 Gabe
stündlich

– Stechen, viel Durst: Verschafft Gegendruck auf den Unterbauch Linderung, dann legen Sie einen feuchtwarmen Umschlag auf die Schmerzstelle und Bryonia auf die Zunge. Viel Durst, trockener Mund und spröde Lippen, die sich teilweise schälen, bestätigen Ihre Arzneiwahl.

Akute Blinddarmentzündung

Lachesis D12
2 x 1 Gabe
täglich

– Fieber: Eine Blutvergiftung droht mit septischem Fieberverlauf ohne Schweiß. Zwischendurch friert Ihr leidender Liebling, was nicht als gutes Zeichen zu deuten ist. Bevor Übelkeit, Erbrechen und Kollaps das septische Bild abrunden, ab in die Klinik! Und unterwegs nochmals eine Gabe Lachesis.

Pyrogenium D30

1 Gabe
bei Bedarf

— **Schüttelfrost:** Nimmt der in Schauern über den Rücken laufende Frost trotz hohen Fiebers zu, so dass sich der ganze Kinderkörper schüttelt, denken Sie an Pyrogenium als Zwischengabe, selbst wenn in der Klinik bereits Antibiotika angesetzt wurden. Der bedrohliche Verlauf der Entzündung wird damit gelindert.

Wurmbefall

Wurmbefallene Kinder sind in der Regel nervös, übel gelaunt oder wechselhaft launisch, schwerlich ablenkbar, verweigern jegliche Zuneigung und neigen zu Krämpfen.

Cina D6

3 x 1 Gabe
täglich

— **Schielen:** Beginnen Sie die Wurmkur mit Cina und hoffen Sie, dass die gleichzeitige Neigung zum Schielen und die Hampeligkeit ebenso günstig beeinflusst werden. Denn stets ist unser Kind in nerviger Bewegung, zupft an der Lippe, an der Nase und kratzt sich am Po.

Spigelia D4

3 x 1 Gabe
täglich

— **Nabelkolik:** Klagen Ihre Kinder über Nabelkoliken und die im Kapitel → Blähkoliken aufgeführten Arzneien zeitigen keinen Erfolg, dann versuchen Sie unsere Spigelia, die gewöhnlicherweise Würmer und deren stechende Schmerzfolgen vertreibt.

Marum verum D6

3 x 1 Gabe
täglich

— **Polypenkinder:** Nur wenn sich in jedem Herbst eine Erkältung auf den Nasenpolypen breit macht, werden Sie Ihr Kind mit Marum verum von allen möglichen Wurmarten und gleichzeitig vom Näseln befreien.

**Cuprum oxydatum
nigrum D4**

3 x 1 Gabe
täglich

— **letzte Wahl:** Verabreichen Sie diese Arznei nur, wenn Sie in den vorgenannten Bildern Ihr Kind nicht erkennen. In der Regel vertreibt eine vierwöchige Einnahme die Würmer und deren Begleiterscheinungen wie Bauchkrämpfe und nervöse Ticks.

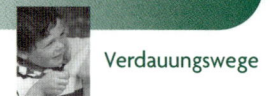

Harnwege

Die Niere ist ein wichtiges Ausscheidungsorgan. Ihre Erkrankung beeinträchtigt das Kind immer als ganzen Menschen. Besonders die immunschwachen, schnell erkälteten und leistungsschwachen Kinder neigen zu Erkrankungen der Niere. Es bedarf eines erfahrenen Homöopathen, um diese Neigung zu vermindern.

Blasenentzündung

Dulcamara D30

1 Gabe
täglich

– **unterkühlt:** Für die kleinen Patienten, die sich bei jeder Erkältung die Blase unterkühlen, halten Sie Dulcamara bereit. Schon ein kalter Stein oder ein kühler Stuhl reicht dazu aus, und ein Leiden mit heftigem Harndrang beginnt.

Apis D6

3 x 1 Gabe
täglich

– **stechend:** Der Harndrang stand zuerst im Vordergrund. Dann beginnen mit der Entzündung die Schmerzen, hier ein heftiges Stechen oberhalb des Schambeines. Brennt die Umgebung wie nach einem Stich der Biene, geben Sie Apis. Dieses Stadium der Entzündung wird damit günstig beeinflusst.

Cantharis D6

1 Gabe
stündlich

– **brennend, akut:** Häufiger äußert sich die Blasenentzündung durch heftiges Brennen während des Wasserlassens. Verwenden Sie bei diesen Gegebenheiten Cantharis. Sie ist unsere beste Arznei, denn alles, was mit Blase und Blasen zu tun hat, ist ihre Domäne.

Causticum D6

3 x 1 Gabe
täglich

– **brennend, später:** Überdauert das Brennen und spricht auf Cantharis nicht mehr an, braucht unser Kind jetzt Causticum. Bei jeder erschütternden Bewegung wie Husten, Niesen, Lachen verliert es unbemerkt tropfenweise Urin.

Pyrogenium D30

1 Gabe

bei Bedarf

— Schüttelfrost: Ist die Blasenentzündung mit Fieber verbunden, lesen Sie bitte unter → Fieber im Kapitel Allgemeines nach. Vergessen Sie nicht bei auftretendem Schüttelfrost Pyrogenium zu verabreichen. Mit ihm verhindern Sie bei Ihrem Kind einen septischen Fieberverlauf.

Zusammenfassung

Blasenentzündung

Unterkühlung	Dulcamara D30	1 x tägl.
Harndrang, heftiges Stechen	Apis D6	3 x tägl.
Brennen während des Wasserlassens	Cantharis D6	stündl.
Blase brennt, verliert unbemerkt Urin	Causticum D6	stündl.
Fieber, Schüttelfrost	Pyrogenium D30	bei Bedarf

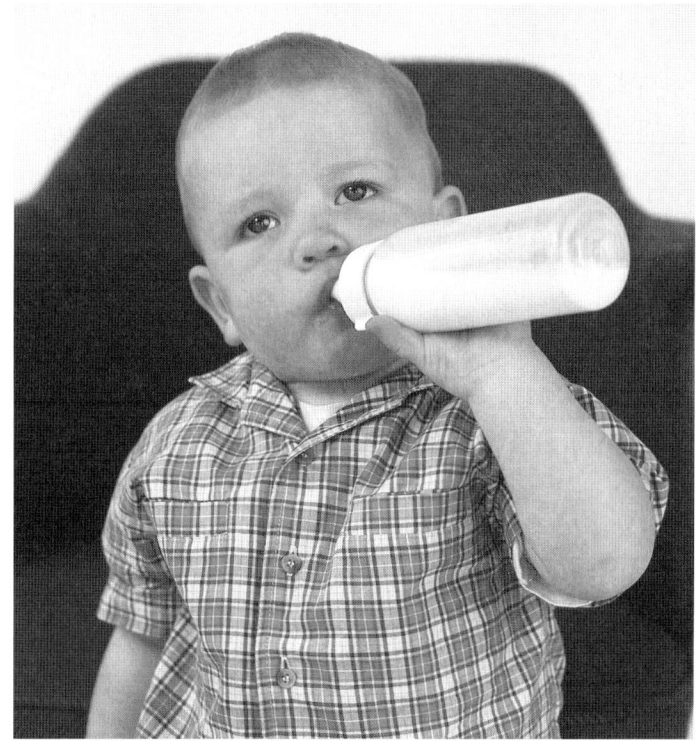

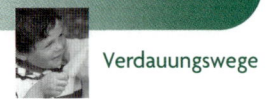

Nierenentzündung

Die Nierenentzündung wird oft durch Auslöser wie Unterkühlung, Durchnässung, Zugluft, Wind, Sturm und Gewitter, aber auch Angst, Ärger und Aufregung angefacht. Das Bakterium ist dabei nur ein Indiz in Begleitung der Entzündung.

Aconitum D30

1 Gabe
bei Bedarf

– **trocken, Kälte lindert:** Die akute Nierenentzündung beginnt plötzlich und unerwartet. Das erkrankte Kind erschrickt durch helles Blut beim Harnlassen. Ebenso plötzlich steigt schweißloses Fieber an. Unruhe und Todesangst gesellen sich hinzu. Es läuft auf und ab oder wirft sich im Bett hin und her. Starker Durst muss mit Kaltem gestillt werden. Aconitum rechtzeitig verabreicht, unterbricht den weiteren Entzündungsverlauf. Vergessen Sie bitte nicht, die Hand Ihres ängstlichen Schützlings zu halten!

Belladonna D30

1 Gabe
bei Bedarf

– **schwitzig, Wärme lindert:** Das leicht schwitzende, rundliche Kind, das sich beim Entblößen leicht unterkühlt, braucht Belladonna. In der Nierengegend verspürt es einen heftigen Druck. Trotz dampfenden Fiebers sucht es das warme, kuschelige Bett auf. Bedenken Sie, dass dieses sonst tröstbare Kind in der Krankheit höchst berührungsempfindlich wird, also: Halten Sie Abstand und stoßen Sie nicht unbedacht an sein Bett.

Ferrum phosphoricum D12

2 x 1 Gabe
täglich

– **klarer Kopf:** Dieses Kind bemerkt erst beim Wasserlassen die Blutbeimengungen, eventuell von leichtem Fieber begleitet. Es äußert kein wirkliches Krankheitsgefühl, denn sein Kopf ist verwunderlich klar. Es setzt seine bisherige Beschäftigung fort ohne Verlangen, sie zu unterbrechen. Mit Ferrum phosphoricum wird es rasch gesunden.

Apis D6

1 Gabe
stündlich

– **Stechen, durstlos:** Stechende Nierenschmerzen mit heftigem Fieber ohne Durstgefühl plagen diesen kleinen Patienten. Er kann nur wenig Urin lassen, der mit hellrotem Blut vermischt ist. Apis senkt das Fieber und klärt den Harn.

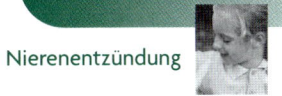

Pyrogenium D30

1 Gabe

bei Bedarf

– **Schüttelfrost**: Bei klapperndem Schaudern und Schüttelfrost vergessen Sie bitte nicht, Pyrogenium einmalig dazwischen zu setzen, um die drohende Sepsis zu vermeiden.

Coccus cacti D4

3 x 1 Gabe

täglich

– **Nierenbecken**: Bei der akuten Nierenbeckenentzündung leidet die Blase mit. Die ganze Nierengegend sticht und brennt. Nach den Fieberarzneien hat Coccus cacti die beste heilende Wirkung (→ Fieber im Kapitel Allgemeines).

Zusammenfassung

Nierenentzündung

plötzlich, Kälte lindert, starker Durst	Aconitum D30	bei Bedarf
plötzlich, schwitzt, Wärme lindert	Belladonna D30	bei Bedarf
Fieber mit klarem Kopf	Ferrum phosphoricum D12	2 x tägl.
stechende Schmerzen, durstloses Fieber	Apis D6	stündl.
Schüttelfrost	Pyrogenium D30	bei Bedarf
Nierenbeckenentzündung	Coccus cacti D4	3 x tägl.

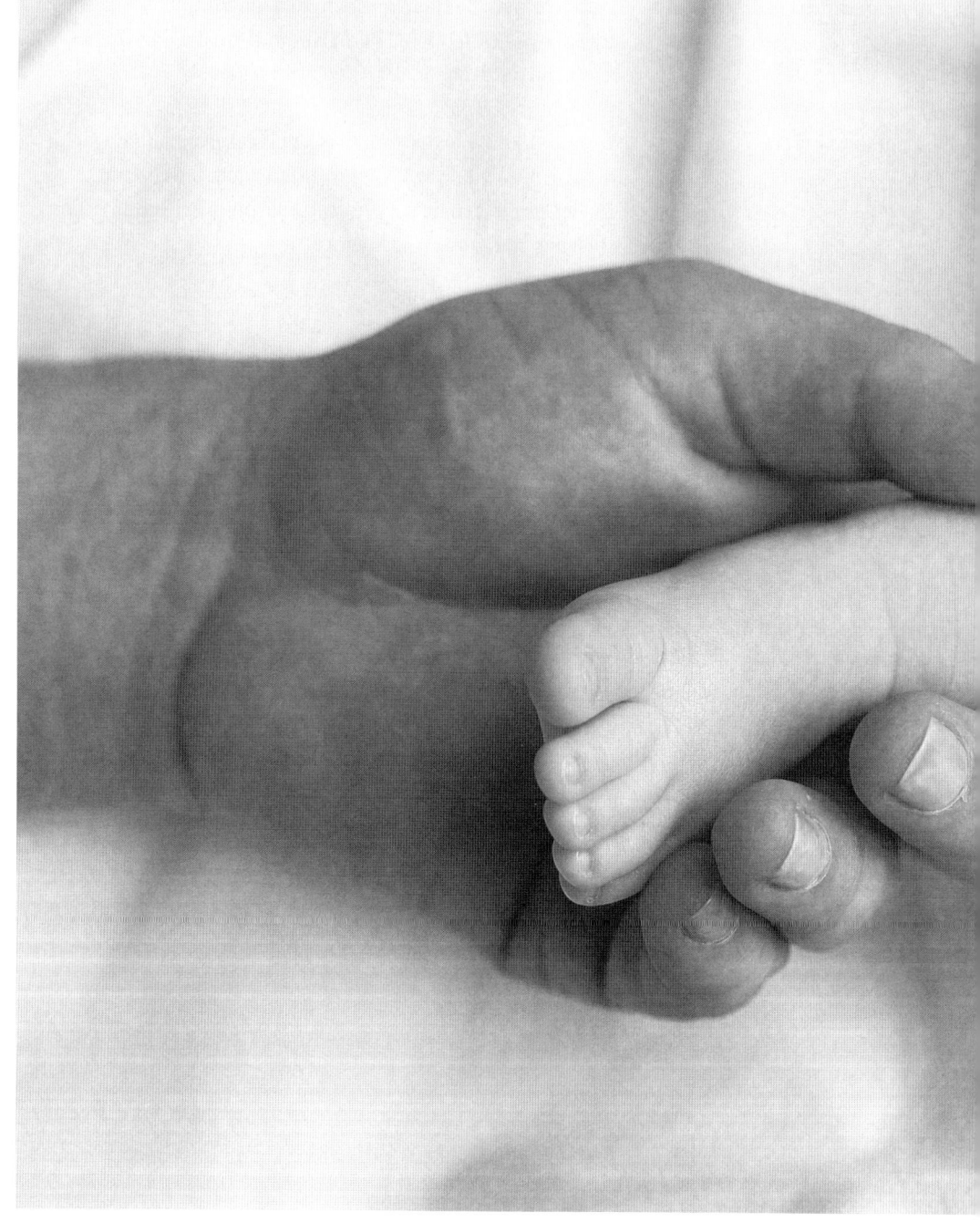

Haut

Die Haut ist die sichtbare äußere Grenze unserer Erscheinung! Daran knüpft sich unmittelbares Fühlen und Erfühlen unserer Umwelt und Erleben unserer Begrenzung, unserer Zuwendung oder Ablehnung. Jede Erkrankung hat ihr Pendant im Seelisch-Geistigen. Ein Teil von uns – gesund oder krank – beinhaltet immer das Ganze.

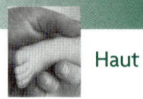

Eitergrind (Impetigo)

Bakterien leben überall in unserem Körper. Sie müssen nicht krank machen. Aber wenn sich das Kind in einem schwachen körperlichen Zustand befindet, vermehren sie sich und rufen eine Eiterung hervor. Die Eiterflechte befällt am häufigsten das Gesicht und die behaarte Kopfhaut. Sie bildet Bläschen und Pusteln, die schrecklich jucken und bald aufbrechen. Der Inhalt, eine zähe, gelbe Flüssigkeit, läuft nach außen und trocknet dort mit einer dicken, gelben Eiterkruste ein.

Antimonium crudum D4

3 x 1 Gabe
täglich

– **wie Windpocken:** Wenn die Bläschen denen von Windpocken (→ Kinderkrankheiten im Kapitel Allgemeines) ähneln und auch an den Händen sprießen sollten, dann ist Antimonium crudum die beste Arznei. Diese Art mag keine Sonnenstrahlen und kein Wasser. Die Erscheinungen sind im Sommer besonders schlimm.

Cicuta virosa D12

2 x 1 Gabe
täglich

– **wie Lippenherpes:** Dieser Ausschlag tritt nur im Gesicht auf. Er beginnt meist um den Mund mit Tendenz zum Kinn und Pusteln, die wie Herpes (→ Lippenherpes unter Mund im Kapitel Kopf) oder Erkältungsbläschen aussehen. Sie sind im Kreis angeordnet, fließen zusammen und bilden eine Eiterplatte. Ihr Kind sollte die Pusteln nicht berühren! Sie brennen abscheulich.

Hepar sulfuris D30

1 Gabe
täglich

– **auf Wunden:** Der mit Hepar sulfuris zu behandelnde Eiterschorf gedeiht auf eitrigen Hautstippchen oder auf Wunden, die ewig nicht heilen wollen. Hier darf ausnahmsweise mit warmem Wasser gemildert werden. Allgemein reagiert das Kind übermäßig empfindlich auf Kaltes, Kühles, auf Zugluft und auf trockenen Wind an schönen, klaren, kalten Tagen. In seinem Bett finden wir es gern in Wollsachen eingemummelt und zugedeckt bis über den Kopf.

Eitergrind

wie Windpocken, besonders im Sommer	Antimonium crudum D4	3 x tägl.
wie Lippenherpes, kreisförmige Pusteln	Cicuta virosa D12	2 x tägl.
auf eitrigen Wunden	Hepar sulfuris D30	1 x tägl.

Ekzeme

Neurodermitis

Die Anlage zu ekzematösen Hauterscheinungen ist ererbt. Sie gehören im weitesten Sinne zu den Stoffwechselerkrankungen. Stoffwechselgifte, die nicht über die üblichen Wege der Leber und Niere ausgeschieden werden, nehmen ihre Ausleitung über die Haut. Mit der Homöopathie ist es möglich, die Ursache, die fehlgeleitete Ausscheidung, zu korrigieren. Aber das kann für das leidende Kind ein langes Unterfangen werden.

• **Einleitende Kur**

Calcium carbonicum D30

1 Gabe wöchentlich

– **Beginn:** Beginnen Sie die einleitende Kur mit Calcium carbonicum. Sie ist unsere erste Arznei für den Anbeginn des Lebens, um unseren Kindern Halt zu schenken, und oft steht sie auch am Behandlungsbeginn chronischer Erkrankungen.

Berberis D3

3 x 1 Gabe täglich

– **Ausleitung:** Zusätzlich geben Sie die Ausleitungsarznei Berberis, um die durch Calcium mobilisierten Gifte über den natürlichen Weg der Nieren auszuschwemmen.

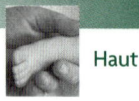

Calcium phosphoricum D30

1 Gabe
wöchentlich

– **Folge**: Nach zwei Monaten Behandlung mit Calcium carbonicum ersetzen Sie dieses durch Calcium phosphoricum. Damit behandeln Sie ebenfalls über zwei Monate, gleichermaßen in der Kombination mit Berberis.

Gut zu wissen

Zusatzbehandlung mit natürlichen Mitteln

– *Wannenbäder mit Stein- oder Meersalz, je ein Gramm auf ein Liter Wasser*
– *Wannenbäder mit Balneum-Hermal-Öl bei vorwiegend trockenen Ausschlägen*
– *Nicht reizendes (nicht parfümiertes) Kinderpuder bei trockener Haut*
– *Calendumed-Salbe, von der Firma DHU bei nässender Haut.*

Zusammenfassung

Neurodermitis (einleitende Kur)

Einleitung der Kur	Calcium carbonicum D30	wöchentl.
Ausleitung der Gifte	Berberis D3	3 x tägl.
fortführende Kur	Calcium phosphoricum D30	wöchentl.

Windeldermatitis

Medorrhinum D200

1 Gabe
einmalig

– **Anlage**: Beim Wundsein des Säuglings reicht schon eine Gabe der Erbnosode Medorrhinum. Sollte Ihr Kind mit anderen Hochpotenzen monatlich behandelt werden (→ Konstitution in der Einleitung), verschieben Sie einfach die Gaben um die Ihnen dafür angegebene Zeit.

Insektenstiche

Apis D30

1 Gabe
bei Bedarf

— **1. Wahl:** Apis ist die erste Arznei bei allen Insektenstichen, also von Schnaken, Bienen, Wespen, Bremsen oder sonstigen Stechmücken. Der anfänglich brennende Schmerz beruhigt sich damit und mit einer kühlenden Auflage. Deshalb sollte Apis unbedingt Ihrer Reiseapotheke zugehören. Wiederholen Sie die Gabe im Notfall alle zehn Minuten.

Ledum D4

1 Gabe
stündlich

— **2. Wahl:** Aus unerfindlichen Gründen gibt es Menschen, die auf Apis nicht reagieren. Für diese halten Sie Ledum bereit. Auch hier lindert eine kühle Auflage.

Staphisagria D12

1 Gabe
morgens

— **Vorbeugung:** Eine der wenigen Arzneien, die wir vorbeugend einsetzen, ist Staphisagria. Sie macht unser Blut für Stechmücken fast ungenießbar. Gehört Ihr Kind also zu den Menschen, die auf der Speisekarte der kleinen Blutsauger ganz oben stehen, probieren Sie die Wirksamkeit unserer Prophylaxe einfach aus!

Acidum carbolicum D6

1 Gabe
stündlich

— **brennende Bläschen:** Die Kriebelmücke, von fliegenähnlicher Gestalt, aber kleiner als diese, liebt hauptsächlich Kühe und Pferde. Doch ebenso gern saugt sie seit neuestem menschliches Blut (Mutation der Natur?). Ihr Speichel ist so giftig, dass die Einstichstelle rasch vereitert, die nahe gelegenen Blutgefäße sich schnell entzünden und von einem brennenden Bläschen gekrönt werden. Obwohl die Farbe des Einstiches blaurot erscheint, ähnlich wie bei Lachesis, bevorzugen Sie Acidum carbolicum, um die Blutvergiftung mit ihrem berüchtigten roten Streifen zu besänftigen. Auf gleiche Weise schmerzerlösend wirkt unsere Arznei bei Wanzenbissen, die ein ähnliches Erscheinungsbild verursachen. Gute Reise!

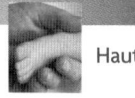

Insektenstiche		
erste Arznei bei allen Insektenstichen	Apis D30	bei Bedarf
für Kinder, die auf Apis nicht reagieren	Ledum D4	stündl.
vorbeugend	Staphisagria D12	morgens
brennende Bläschen, Kriebelmücken, Wanzen	Acidum carbolicum D6	stündl.

Läuse

Kaum im Kindergarten, schon verlaust. Das ist heute keine Seltenheit mehr. Vielleicht entdecken Sie nicht nur die Kopfläuse selbst, sondern auch deren weiße Eier (Nissen) an den Haarbälgen. Mit einem speziellen, in der Apotheke erhältlichen Läusekamm lassen sich die Biester in der ersten Not herauskämmen. Die Läuse selbst sind eher dunkel. Sie verursachen nicht nur heftigen Juckreiz, sondern sogar nässende Hautveränderungen, Rötungen oder Quaddeln. Zur endgültigen Beseitigung des zunehmenden Übels waschen Sie gründlich Kleidung und Bettwäsche.

● **Einleitende Kur**

Sabadilla D1

1 Gabe
täglich

– Einreibung: Nach der üblichen Haarwäsche lösen Sie von Sabadilla etwa 20 Kügelchen, noch besser Tropfen, in einem gewöhnlichen Trinkglas auf und reiben Haare und Kopfhaut kräftig damit ein. Dieses Ritual setzen Sie so lange täglich fort, bis sich die Läuse verkrochen haben.
Um sicherzugehen, legen Sie Ihrem Kind weitere 20 Kügelchen auf die Zunge.

Sulfur D30

1 Gabe
einmalig

– Ausleitung: Nach der obigen Kur sollten Sie auf jeden Fall die gesamten Veränderungen, die durch die Läuse verursacht wurden, mit Sulfur ausleiten.

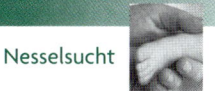

• **Komplikationen**

Ledum D30

1 Gabe
bei Bedarf

– Juckreiz: Wenn während der Entlausungskur der Juckreiz sich nicht beruhigt, halten wir dafür Ledum in Reserve. Notfalls reichen Sie eine Gabe täglich an.

Mezereum D6

3 x 1 Gabe
täglich

– Hautveränderungen: Bilden sich auf der Kopfhaut Veränderungen wie Schorf, Schuppen oder nässende Stellen, die vorwiegend nachts jucken und brennen, dann dürfte hierfür Mezereum die rechte Arznei sein.

Zusammenfassung

Läuse

gegen die Läuse	Sabadilla D1	tägl. 20 Globuli
zur Ausleitung der Körpergifte	Sulfur D30	einmalig
gegen Juckreiz	Ledum D30	bei Bedarf
bei Hautveränderungen, juckend, brennend, nachts	Mezereum D6	3 x tägl.

Nesselsucht

(→ Allergie im Kapitel Allgemeines)

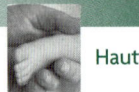

Pilzbefall

Pilzbefall, an welchem Körperteil auch immer, begreifen wir in der Tiefe seiner Erscheinung und Ausdehnung stets als Störung des gesamten menschlichen Milieus.

● **Candida**

Eine beliebte zeitgenössische Diagnose! Und doch nicht ohne unterschwellige Befürchtung. Wie gesagt, auch die Candida ist nichts anderes als ein sichtbares Zeichen einer tiefer liegenden Störung, die es eigentlich zu erforschen gilt, was einem erfahrenen Homöopathen ohne Mühe obliegt. Hier nur Bewährtes.

● **Soor im Mund**

(→ Mundfäule unter Mund im Kapitel Kopf)

● **Fußpilz**

Der Fußpilz gehört in die Gruppe der Ekzeme. Auch wenn gelegentlich Pilze unter dem Mikroskop nachweisbar sind, haben wir es nicht mit einer reinen Pilzinfektion zu tun. Es ist eine tiefer verborgene innere Störung, die durch den Fußpilz veräußerlicht wird. Wir unterscheiden die zwei wichtigsten Formen nach der Jahreszeit. Beide zeigen einen bläschenförmigen Ausschlag, der anfangs juckt. Darauf bildet sich nach der Eintrocknung eine dunkelbraune Kruste. Wenn sich drunter neue Haut gebildet hat, schält sich die Kruste ab.

Acidum hydrofluoricum D6

3 x 1 Gabe täglich

– sommers: Der Sommerfußpilz trägt seinen Namen zu Recht, denn erscheint mit dem ersten warmen Sonnenstrahl. Er spricht besonders gut auf Acidum hydrofluoricum an.

Silicea D12

2 x 1 Gabe täglich

– winters: Der Winterfußpilz, der mit dem ersten Kälteeinbruch erscheint, bedarf unserer Silicea.

Sonnenallergie

Bei diesen armen Geschöpfen bricht die allergische Anlage bei den ersten Sonnenstrahlen hervor. Sie leiden an einem juckenden Frieselausschlag an den unbedeckten Stellen des Körpers. Die Sehnsucht nach Sonne im Gemüt bleibt allerdings erhalten.

Natrium muriaticum D30
1 Gabe
täglich

— **still:** So ergeht es diesem frostigen, eher stillen Kind dem die Sonne bereits das Kopfweh verschlimmert oder eventuell ein bestehendes Ekzem. Natrium muriaticum darf es auch schon vorbeugend einnehmen, wenn Ihnen die Neigung zur Allergie bekannt ist.

Calcium fluoratum D12
2 x 1 Gabe
täglich

— **hektisch:** Diesem nervösen, getriebenen, frösteligen Kind lässt Calcium fluoratum die Sonne freundlicher scheinen.

Acidum hydrofluoricum D6
3 x 1 Gabe
täglich

— **Blasen:** Dieses eher hektische, hitzige, zeitgenössisch überaktive Kind produziert bei Sonne kleinste brennende Bläschen. Manchmal fließen diese zu Blasen zusammen und brennen noch unerträglicher als zuvor. Für beide Zustände hat sich Acidum hydrofluoricum bewährt.

Cantharis D6
3 x 1 Gabe
täglich

— **Bläschen:** Oder die vorgenannte Arznei wirkt einfach nicht, obwohl die Erscheinung der winzigen Bläschen der obigen entspricht. Dann sollten wir Zuflucht nehmen zu jener Arznei, die generell für alles zuständig ist, was mit Blase, Blasen und Bläschen zu tun hat, nämlich Cantharis.

Zusammenfassung

Sonnenallergie

frostig, still	Natrium muriaticum D30	tägl.
frostig, hektisch	Calcium fluoratum D12	2 x tägl.
winzige Bläschen, 1. Wahl	Acidum hydrofluoricum D6	3 x tägl.
winzige Bläschen, 2. Wahl	Cantharis D6	3 x tägl.

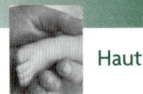

Sonnenbrand

Beim Sonnenbaden ist immer Vorsicht geboten! Besonders aufpassen sollten Sie, wenn Ihre Kinder hellhäutig sind, wenn sie viel im kühlen Wasser plantschen oder eine leichte Brise das Brennen der Sonne verweht.

Belladonna D30
1 Gabe
bei Bedarf

– **Frost:** Ist Ihr Kind gerötet wie eine Tomate oder sieht es einem Krebs ähnlich, brennt die Haut mit schmerzhafter Berührungsempfindlichkeit, wobei es eher fröstelt, dann wird Wärme, Ruhe und Belladonna lindern.

Rhus tox D30
1 Gabe
bei Bedarf

– **großer Durst:** Rötung, Jucken, Brennen und heftiger Durst, der mit großen Schlucken gelöscht wird, indizieren die Einnahme von Rhus tox. Vorher ist das Körpergefühl wie zerschlagen, und Unruhe ergreift das ganze Kerlchen.

Arsenicum album D30
1 Gabe
bei Bedarf

– **kein Durst:** Rötung, heftiges Brennen und wenig Durst auf kleine Schlucke deuten auf Arsenicum album hin. Ihr Kind ist frostig, müde, ängstlich, und es erschöpft zusehends.

Cantharis D30
1 Gabe
bei Bedarf

– **Blasen:** Bei blasigen Verbrennungen denken Sie an Cantharis (→ Verbrennungen im Kapitel Allgemeines). Das dürfte jedoch nur vorkommen, wenn Sie am Strand selig in Schlaf fielen! Das Gleiche trifft wohl auch für das nächste Stadium zu.

Causticum D30
1 Gabe
bei Bedarf

– **Brennen:** Bei diesem extremen Sonnenbrand liegt schon eine Verbrennung zweiten Grades vor. Die Haut ist wie verätzt, was Ihr Kind mit einem wunden Brennschmerz durchschauert.

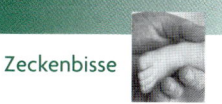

Zeckenbisse

Eine zunehmende Plage sind Zeckenbisse. Aber lassen Sie sich nicht von der steigenden Hysterie anstecken, sollte Ihr Kind nicht gegen Hirnhautentzündung (FSME) geimpft sein. Der Nutzen dieser Impfung kann mit dem Schaden nicht mithalten.

Ledum D30

1 Gabe
bei Bedarf

— **Stichverletzung:** Die Zecke lässt sich einfach entfernen. Betäuben Sie sie mit Alkohol, notfalls mit Whisky. Danach lässt sie sich entgegen dem Uhrzeigersinn mit einer Pinzette herausdrehen. Ledum sorgt im Allgemeinen dafür, dass der Stich schnell vergessen ist.

Lachesis D12

2 x 1 Gabe
täglich

— **dunkelrot:** Entdecken Sie den Zeckenbiss erst später, wenn er schon dunkelrot und geschwollen ist, ziehen Sie Lachesis vor. Wie bei allen anderen Stichfolgen vermeiden Sie damit eine Blutvergiftung (→ Blutvergiftung im Kapitel Allgemeines).

Bildet sich, auch nach Entfernung der Zecke, die Bissstelle nicht innerhalb von wenigen Tagen zurück, liegt der Verdacht nahe, dass die Zecke Borrelien, die Erreger der Borreliose, übertragen hat. Um die Bissstelle entwickelt sich eine schmerzlose, selten auch juckende Hautrötung (Erythema migrans). Diese breitet sich langsam girlandenförmig wie ein Wall mit zentraler Blässe in die Umgebung aus. Nach etwa sechs Wochen bildet sich das Erythem spontan zurück. Suchen Sie, wenn solche Symptome auftreten, unbedingt einen Homöopathen auf! In „Praktische Homöopathie in der Kinderheilkunde" (→ Literatur S. 207) mögen Sie indes weiterlesen.

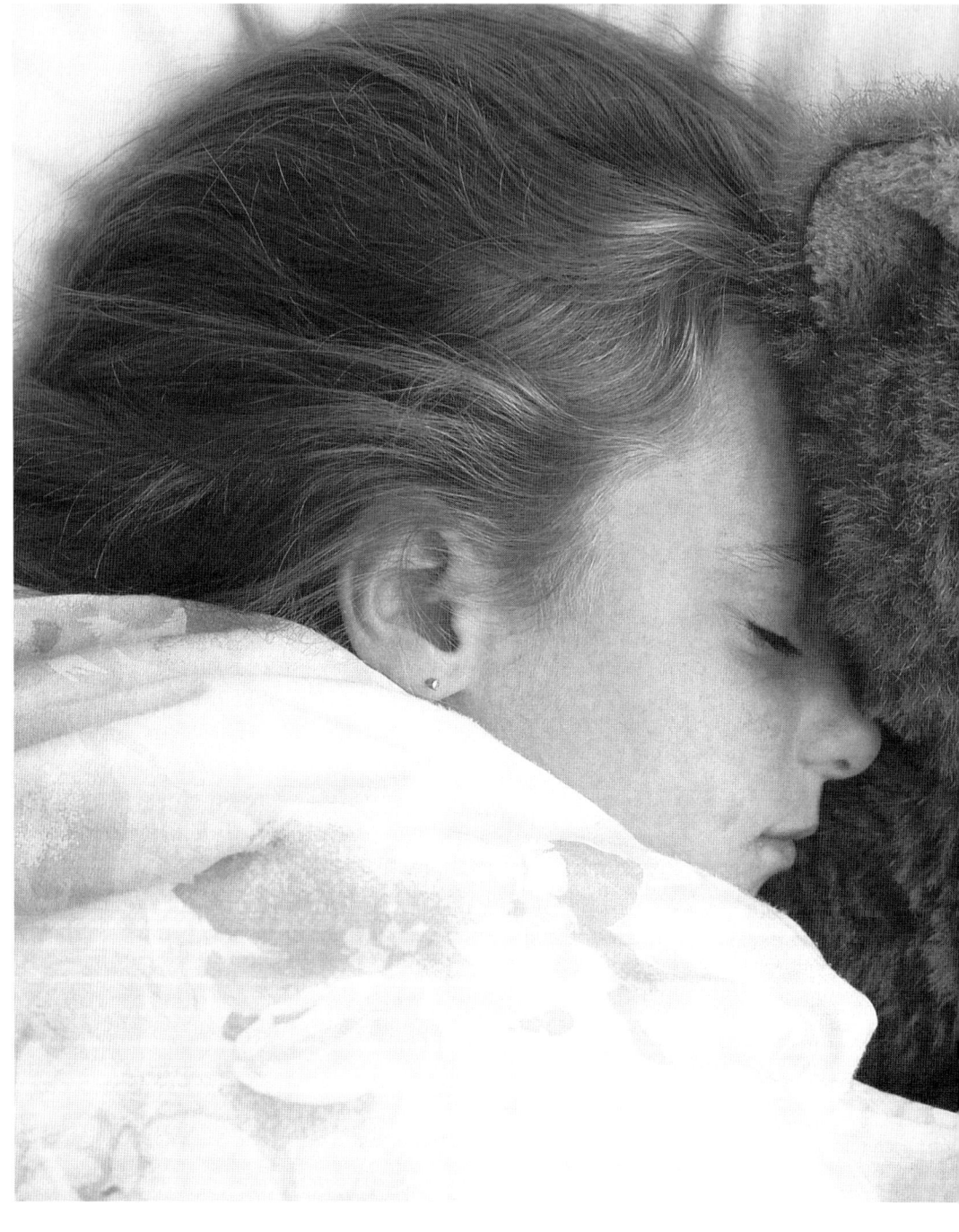

Schlaf

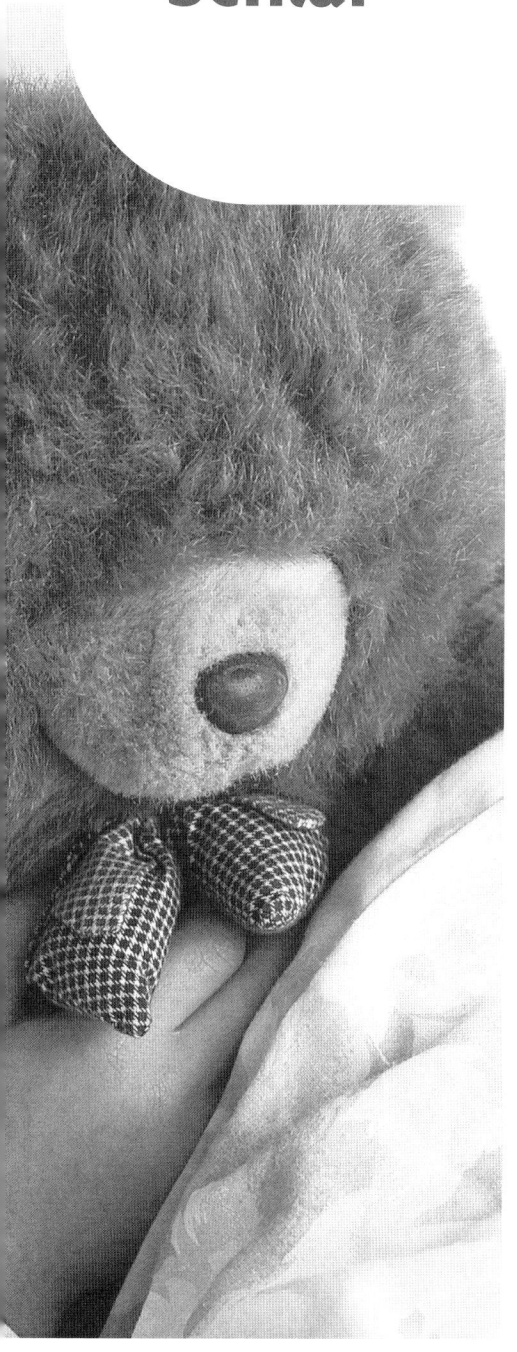

Das gesunde Kind schläft ausgestreckt auf dem Bauch oder Rücken, die Arme über dem Kopf. Der gestörte Schlaf des Kindes hat Folgen bis tief in die Gemütsverfassung einer gesamten Familie. Jenes Kind, das nachts aufwacht, sich in seinem Zimmer allein und ängstlich fühlt, hat ein natürliches Recht, die Nähe seiner Eltern zu spüren. Ebenso natürlich ist das gelegentliche weinerliche oder schreiende Erwachen in der Folge von Gemütsbewegungen wie Alpträumen, Schreck oder Gespenstersehen.

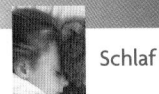

Schlaf

Bettnässen

(→ Einnässen im Kapitel Allgemeines)

Einschlafen

Gut zu wissen

Das richtige Klima ist wichtig

Überprüfen Sie, ob die Temperatur im Schlafraum den Bedürfnissen Ihres Kindes entspricht. Manche mögen's heiß, manche eiskalt, und andere mögen alles, was dazwischen liegt!

Argentum nitricum D30
1 Gabe
abends

– Angst vor Ereignissen: Schlank, blass, erregt, manchmal hektisch, aber immer überempfindlich ist dieses Kind. Es ängstigt sich vor allem Neuen, vor Begegnungen, vor bevorstehenden Ereignissen, vor engen Räumen oder vorm Hinunterfallen beim Überqueren einer Brücke. Eine Palette zum Aussuchen, um Einschlafen zu behindern. Wenn es dann endlich im Schlafe sich wiegt, plagen Angstträume vom Fallen, von Tieren, von Schlangen. Argentum nitricum vertreibt seine zittrige Furcht, stärkt seine innere Sicherheit und festigt seine geistigen Fähigkeiten.

Coffea D12
1 Gabe
abends

– euphorisch: Als Erwachsene empfinden wir den wachen Zustand mit anregenden, kreativen Ideen als angenehm. Bei Kindern ist Coffea eine der wichtigsten Arzneien gegen Schlaflosigkeit künftiger Nachtmenschen. Sie sind geistig hyperaktiv, leicht erregbar und stecken voller Pläne für den nächsten Tag. Auch für Stillkinder, deren Mamis zu viel Kaffee oder Tee getrunken haben, ist unsere Arznei empfehlenswert.

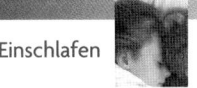

Zincum
valerianicum D12

1 Gabe
abends

– Unruhe der Beine: Geben Sie allabendlich vor dem Zubettgehen Zincum valerianicum, wenn die Beine Ihres Kindes Rad fahren, zucken und sich am Schlaf nicht beteiligen wollen. Die innere Unruhe lässt die Beine einfach nicht den richtigen Platz finden. Unsere Arznei schenkt ihm die Labsal erforderlicher Entspannung.

Kalium bromatum D12

1 Gabe
abends

– Unruhe der Arme und Beine: Sind nicht nur die Beine, sondern auch die Arme in solch unruhiger Bewegung, bevorzugen Sie Kalium bromatum. Betroffen sind jene Kinder, die wegen innerer Spannungen so lange unter dem Tisch mit den Beinen wackeln und auf dem Tisch mit den Fingern trommeln, bis Sie vor genervter Erregung platzen!

Zusammenfassung

Einschlafen

Angst vor Bevorstehendem	Argentum nitricum D30	abends
euphorisch, geistig angeregt	Coffea D12	abends
Beine zucken unruhig	Zincum valerianicum D12	abends
Arme und Beine unruhig	Kalium bromatum D12	abends

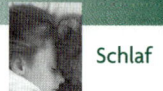

Durchschlafen

Belladonna D30

1 Gabe
bei Bedarf

– **vor Mitternacht:** Bei schlechten Träumen redet, stöhnt, zuckt und schlägt das Kind. Außerdem rollt es den Kopf hin und her und knirscht mit den Zähnen (→ Zähneknirschen unter Zähne im Kapitel Kopf). Aufschreiend fährt es aus dem ersten Schlaf. Entweder es erwacht dabei gar nicht oder erzählt unter Tränen mit hochrotem Kopf, glänzenden Augen und Schweiß auf der Stirn von gespenstischen Geräuschen und Ungeheuern. Belladonna, an einem bis drei Abenden zugedacht, lässt die Nacht für alle Beteiligten zur Erholung werden.

Stramonium D30

1 Gabe
bei Bedarf

– **nach Mitternacht:** Wenn Sie den gleichen Phänomenen wie bei Belladonna begegnen, aber mit ausgeprägter Angst vor Dunkelheit, so ist eher Stramonium angezeigt. Ihr Kind fährt schreiend aus dem Schlaf auf, flieht aus dem Bett, um sich an den Umstehenden festzuklammern. Es erkennt seine Umgebung nicht und berichtet später von fratzenhaften Tieren.

Gut zu wissen

Nur nicht wachrütteln

Versuchen Sie nicht, Kinder, welche, nachts auffahrend, ihre Umgebung nicht erkennen, wachzurütteln oder irgendwie in den Arm zu nehmen. Beachten Sie bitte, dass bei erzwungenem Erwachen die unbewusste Energie Ihres Kindes in Form gewalttätiger Wut ausbrechen kann. Warten Sie geduldig, bis der Anfall vorbei ist, während Sie auf mögliche Verletzungsgefahren achten. Ihr Kind erwacht von selbst und erinnert sich an nichts, oder es wandert unerwacht zurück ins Bett.

Aconitum D30

1 Gabe
bei Bedarf

– **Todesangst um Mitternacht:** Das ängstliche Kind, das um Mitternacht mit unruhiger Todesangst aus dem Schlaf erschrickt, braucht an drei Abenden Aconitum. Es beruhigt sich obendrein, wenn Sie seine Hand halten und mit ihm auf und ab laufen.

Phosphorus D12

2 x 1 Gabe
täglich

– **Angst im Dunkeln, Alleinsein:** Das sehr zarte, fantasievolle, lebendige Kind, ängstlich im Alleinsein und in der Dunkelheit, schläft trotz Müdigkeit und Licht im Zimmer lange nicht ein. Zusehends wird es blasser, zieht die Knie an, schaukelt und wiegt sich in den Schlaf. Morgens ist es putzmunter und bereitet das Frühstück für die ganze Familie. Dieses reizende kindliche Wesen braucht über längere Zeit Phosphorus, um mit seinen Kräften besser haushalten zu können.

Kalium phosphoricum D12

2 x 1 Gabe
täglich

– **Alpträume:** Wenn Ihr Kind schreiend aus schrecklichen Alpträumen erwacht und danach gar nicht mehr in den Schlaf zurückfindet, hilft Kalium phosphoricum weiter. Dann zappelt es nicht mehr mit den Füßen, ist weniger ängstlich und nicht mehr so leicht zu erschrecken.

Nux vomica D30

1 Gabe
bei Bedarf

– **Geräusche:** Sorgenvoll, reizbar und von Ängsten scheinbar überflutet, reagiert Ihr Kind auf die kleinste Störung und auf Geräusche wie Streitereien in elterlichen oder geschwisterlichen Nebenräumen. Nachts zwischen drei und fünf Uhr wacht es auf und bleibt wach. Nux vomica darf auch eingesetzt werden, wenn eine derartige Schlafstörung als Nebenwirkung von Medikamenten auftritt.

Jalapa D12

2 x 1 Gabe
täglich

– **tags brav, schreit nachts:** Tagsüber ist das Kind gelassen und ruhig. Nachts lässt es unerklärlich anhaltende Schreiattacken von Stapel. Geben Sie ihm Jalapa, bis nachts die Ordnung wiederhergestellt ist.

Cypripedium D6

3 x 1 Gabe
täglich

– **tags unruhig, spielt nachts:** Umgekehrt ist dieses Kind tagsüber unruhig und nervös. Nachts ist es wohl gelaunt und fordert Sie lustig zum Spielen auf. Mit Cypripedium wird der Tag zum Tag und die Nacht wieder zur Nacht. Häufig sind es Tagesmutterkinder, die nachts ihre richtige Mami zu Recht genießen möchten.

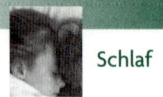

Schläfrigkeit vormittags

Lycopodium D12

2 x 1 Gabe
täglich

— **Morgenmuffel:** Zwischen 17 und 20 Uhr wird das Lycopodium-Kind schläfrig, aber für einen durchgehenden erquickenden Nachtschlaf reicht die Müdigkeit nicht aus. Verständlich, dass es tagsüber in den Seilen hängt, vor allem schon morgens mit mürrischer Laune und unansprechbar erwacht. Auch ein Nachmittagsschlaf verbessert seine Lage nur unmerklich.

Sulfur D12

2 x 1 Gabe
täglich

— **Nickerchenmacher:** Aus diesem Wesen wird später mal ein ausgesprochener Nachtmensch. Es schläft bis mittags, sooft dies möglich ist, und dünstet in seinem Schweiße dahin. Wenn dies unmöglich ist, muffelt es vormittags schläfrig vor sich hin, besonders gegen elf Uhr, wo schon ein kurzes Nickerchen seine Geister erfrischt. Nett, wenn das in der Schule passiert.

Silicea D12

2 x 1 Gabe
täglich

— **Leisetreter:** Dieses Kind ist besonders vormittags schläfrig und erschöpft, weil es in der Nacht mit seiner minderwertigen Angst vor dem Tag das Dunkel erfüllt. Silicea schenkt ihm sein verlorenes phosphorisches Licht zurück.

Nux vomica D30

1 Gabe
bei Bedarf

— **Nörgler:** Auch das Nux-vomica-bedürftige Kind ist besonders vormittags schläfrig. Es fühlt sich wie verkatert. Der Grund dafür ist in seiner Angst vor dem Tag zu suchen, an dem seine Taten von verkrampfter Manier gezeichnet sind.

Ammonium carbonicum D4

3 x 1 Gabe
täglich

— **Miesepeter:** Ammonium carbonicum hat sich bei jenen dicklichen Kindern besonders bewährt, deren Erscheinung einem matten körperlichen Zustand und einem niedergeschlagenen Gemüt entspricht. Lähmende Angst vor dem Tag, besonders vormittags und bei trübem Wetter, hemmen ihre Nachtruhe, so dass sie sich tagsüber dahinschleppen.

Schlaf bei Sorgen

Arsenicum album D30
1 Gabe
bei Bedarf

— **um Mitternacht:** Symptome pflegen sich um Mitternacht zu verschlimmern und verschwinden kaum vor drei Uhr. Ängstliche Sorgen, unruhige Träume erschrecken unser ernsthaftes Kind. Oder es stellt an seine Eltern Forderungen, indem diese andauernd herbeizitiert werden: Mal ist es durstig, trinkt dann aber kaum etwas, mal ist ihm kalt, und es will wieder richtig zugedeckt werden. Arsenicum album und ihr Einspruch sorgen für Grenzen kindlicher Manipulation.

Ignatia D30
1 Gabe
bei Bedarf

— **akute Sorgen:** Dass dieser kleine Trauernde nachts nur einen leichten, nicht erholsamen Schlaf mit zuckenden Gliedern und voll widersprüchlicher Träume verbucht, merken Sie an seinem häufigen Gähnen tagsüber. Ignatia wird ihm den Weg weisen, das zu wollen, was er letztlich will.

Staphisagria D30
1 Gabe
bei Bedarf

— **Entrüstung:** Auch dieses Kind gähnt viel, räkelt sich häufig und schleppt sich schläfrig durch den Tag. Die erregte Entrüstung zu schlafender Unzeit ist die Folge von verletzten Gefühlen wie freundliche Beachtung, Würde, Stolz. Staphisagria verhindert, dass Alltagsereignisse zu Alpträumen umgestrickt werden.

Gelsemium D30
1 Gabe
bei Bedarf

— **Aufregung:** Eine andere Art von schlafraubender Aufregung mit Herzklopfen wird durch die Furcht vor dem kommenden Tag ausgelöst: eine Klassenarbeit, ein Treffen oder andere unangenehme Ereignisse. Das raubt unserem eher rundlichen Kind die Gelassenheit, sich dem Schlaf zu ergeben (➝ Schulangst im Kapitel Schulprobleme). Gelsemium beruhigt Nerven und Blutgefäße.

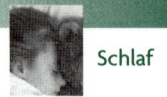

Schlafwandeln

Phosphorus D12
2 x 1 Gabe
täglich

– **fliegt bei Vollmond:** Ihr zartes, schlankes, hübsches Kind liebt Licht, Berührung, den Glanz schöner Dinge wie den Lichterglanz einer Großstadt. Insgesamt ist es leicht zu entflammen, geistig beweglich bis zum Hellsehen. Werden ihm seine leuchtenden Lebenselemente verwehrt, so erfüllt die Furchtsamkeit das Dunkel, das sein Fantasiereichtum durch Lichtschatten des Lampenschirms oder durch flackerndes Kerzenlicht mit wilden Fratzen ausmalt. Dergestalt sind seine Träume aufregend oder von quälender Natur. Geben wir ihm Phosphorus, bevor es schlafwandlerisch zu fliegen versucht oder eventuell mit Hitze und Herzklopfen benommen erwacht.

Kalium bromatum D12
2 x 1 Gabe
täglich

– **unruhig bei Vollmond:** Es ist die anfallsartig erregte oder gehemmte Art, die unser Kind an einem labenden Schlaf hindert. Die Beine und Hände sind in ständiger Bewegung. Nachts erhebt es sich in Trance, macht überall Licht, geht auf die Toilette und huscht zurück ins Bett, wo sein Geist Ruhe und Nähe sucht. Mit Kalium bromatum gewähren Sie seinen Wunsch.

Silicea D12
2 x 1 Gabe
täglich

– **bei Neumond:** Dieses Kind wandelt auf der Suche nach Ruhe und Wärme durch die Nacht. Es ist lebensüberdrüssig, traurig, aus Unsicherheit sanftmütig, weichherzig, duldet aber keinen Widerspruch. Schreckhaft und ängstlich wie sein Wesen gestalten sich seine Träume über unzulängliches, minderwertiges und widerwärtiges Sein. Ihm helfen wir mit Silicea, bevor es bei Neumond ziellos zu wandeln beginnt und darüber möglicherweise zerstreut und dusselig erwacht.

Will nicht ins Bett

Chamomilla D30

1 Gabe
bei Bedarf

– **ganze Nacht**: Nachdem dieses Kind öfter nachts schreiend aus dem Schlaf auffuhr, wehrt es sich künftig trotz offenbarer Müdigkeit mit Händen und Füßen, überhaupt erst ins Bett zu gehen. Ist es dann endlich dort untergebracht, hören Sie es bald mit dem Kopf gegen die Wand oder die Bettkante schlagen. Besorgt schreiten Sie ins Kinderzimmer, wo es Sie lauthals verdrießlich schreiend bereits erwartet und verlangt, herumgetragen zu werden. Das ist die einzig besänftigende Modalität. Warum also nicht auf Ihrem Arm einschlafen dürfen? Bevor sich jedoch daraus ein Teufelskreis entwickelt, geben Sie noch einige Abende Chamomilla dazu.

Rhus tox D30

1 Gabe
bei Bedarf

– **Unruhe**: Wie vielen Kindern geht es auch diesem nur so richtig gut, wenn es in ständiger Bewegung ist. So fällt es ihm nicht leicht, im Bett eine bequeme Liegeposition zu finden. Eine ungelenkte Unruhe treibt es zum Nachtbesuch ins elterliche Schlafgemach. Führen Sie es mit Rhus tox sanft in seine Höhle zurück.

Pulsatilla D12

2 x 1 Gabe
täglich

– **Trennungsangst**: Sie haben es längst bemerkt: Ihr liebevolles Kind widersetzt sich allem, was es von Ihnen trennen könnte, auch dem Zubettgehen. Entsprechend träumt es gelegentlich davon, von Ihnen, seinen Eltern, von Oma und Opa und von seinen Geschwistern verlassen zu werden. Dann steht es unvermittelt an deren Bett, um sich ihrer Gegenwart zu vergewissern. Vermeiden Sie Gutenachtgeschichten ohne Happyend, gruselige Geräusche durch Holzdielen und schenken Sie ihm mit Pulsatilla einen erholsamen Schlaf.

Zähneknirschen

(→ Zähne im Kapitel Kopf)

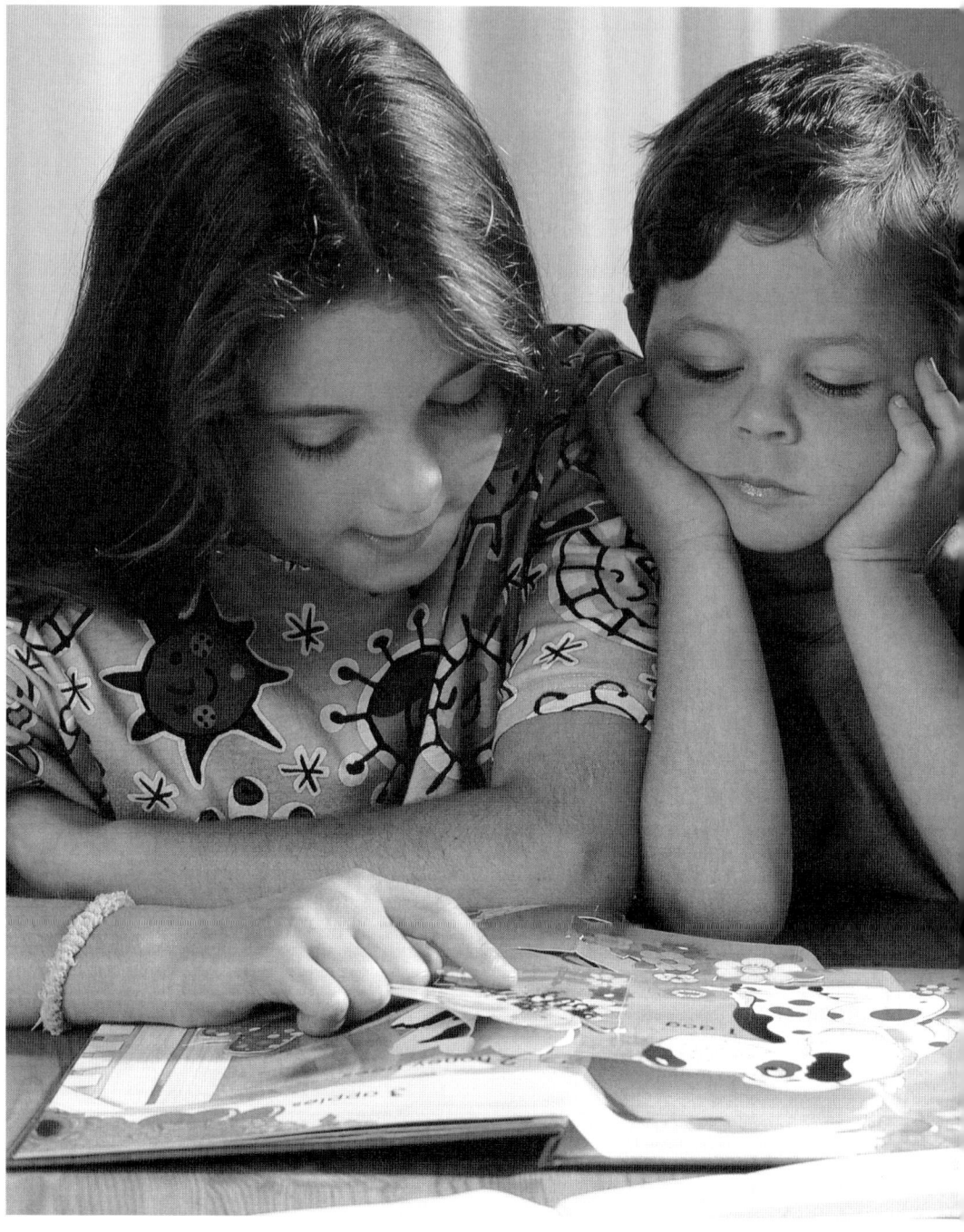

Schulprobleme

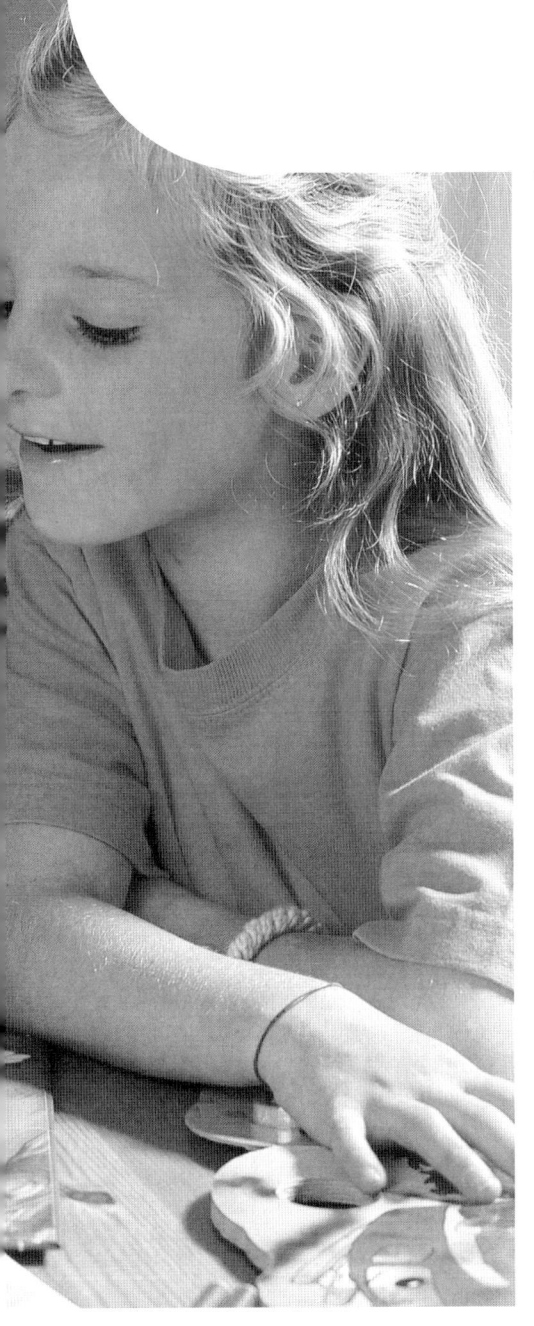

Wenn Ihr Kind in dieser Zeit reproduzierbaren Leistungsstresses keine Probleme produziert, ist es nicht gesund. Bedenken Sie: Noten sind die Noten der Lehrer! Und das Leben lernen Kinder nicht in der Schule, sondern durch Sie. Lieber also ein Koch mit Herz als ein herzloser Advokat!

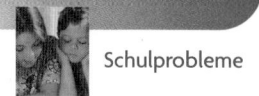

ADS (Aufmerksamkeits-Defizit-Syndrom)

Für die Vielfalt der Konzentrations- und Leistungsstörungen unserer Schulkinder haben sich inzwischen Diagnosen und Therapie „verfeinert". Nach dem Amerikanismus „MCD" (Minor Cerebral Deficiency) haben wir eine deutsche Formulierung: „ADS" (Aufmerksamkeits-Defizit-Syndrom). Hierunter wird alles verstanden, was sich in Geist und Seele zu langsam bewegt, was in kindlicher Naivität erwächst, was träumend seiner metaphysischen Welt nachhängt. Das Bild eines betroffenen Kindes und seiner Arznei möchte ich Ihnen nicht vorenthalten.

Belladonna D30

1 Gabe
bei Bedarf

– kindliche Naivität: Er heißt Gordon. Ein 13-jähriger, liebenswerter Junge mit rosigen Bäckchen, kräftig roten Ohren, strahlenden Augen und dem Habitus eines Kindes. Schulpsychologen und Kinderpsychiatrie hat er soweit unbeschadet überstanden. Das ist nicht immer der Fall. Denn die Benennung mittels Diagnose und die Abstempelung zum künftigen Sonderschüler mag das Rad erst ins Rollen bringen. Zwecks Eigenschutz und Identifizierung, falls diese für ein Kind nötig sind, versteckt es sich bereitwillig hinter der Entscheidung der Erwachsenen. Dieses Kind lebte ohne Zweifel in seiner eigenen dingbelebten Traumwelt, aus der es nur schwer hervorzulocken war und wenn, dann weinte es winselnd und jammerte kläglich. Bei Missbrauch dieser kindlichen Naivität beginnt die eigentliche Entgleisung mit tatsächlich mangelnder Konzentration, Hirnleistungsschwäche, Stottern, Rückzug und impulsiven Zornausbrüchen, was dann mit Belladonna zu bewältigen wäre. Gordon verordnete ich seine Arznei gegen seine immensen Schweißausbrüche bei Hitze, für seine innere Hitze im Sommer und seine gelegentlichen fieberhaften Erkältungen durch nasse Kälte und Zugluft, während derer er sich in wohliger Wärme am besten fühlt. Diesen Widerspruch wollen wir für die Arzneiwahl gut im Gedächtnis behalten.

Legasthenie

Für die Langsamen der Leistungswelt, für die Gemächlichen im Konzentrieren, Begreifen und Begriffenwerden hat die psychologische Medizin stets Diagnosen geformt, um das Unverständnis der Umgebenden – Eltern und Lehrer – begrifflich zu machen. Legasthenie ist laut Lexikon eine angeborene oder erworbene Lese- und Rechtschreibschwäche bei normaler oder überhöhter Intelligenz. Also eine Schwäche, die angegangen werden muss, und kein Mangel, wenn wir das recht verstehen. Alle Voraussetzungen sind eigentlich vorhanden. Nur irgendwo im Hirn scheint eine Blockade zu sein. Wie mag sich ein derart diagnosegestempeltes Kind befinden?

Denn schließlich trägt es doch nur das Erbgut seiner Vorfahren im Blut, das Eltern und Lehrer aus ihm „rausprügeln" wollen. Ist das wirklich so schlimm? Oder haben Sie vielleicht nur der Natur etwas „nachhelfen" wollen mit Unterdrückung von Fieber, Entzündungen, Kinderkrankheiten, mit Impfungen zu Unzeiten?

Wir wissen, dass derartige Manipulationen natürlicher Geschehen die ruhenden Anlagen (→ Diathese in der Einleitung) aktivieren und unsere Kinder in Unmengen von Einzelleben um ihr Leben betrügen. Dafür spricht der Umstand, dass fast alle Arzneien, die hierfür zutreffen, dem Bereich der Erbnosoden entnommen sind.

Medorrhinum D200
1 Gabe
einmalig

— **hastig, nervös:** Dieses Kind kann nur schwerlich lesen und macht eine Menge Rechtschreibfehler. Das macht richtig nervös. Und das Nervöse macht wieder nervös, ungeduldig, griesgrämig. So dreht sich das Spinnrad im Kreise. Bis der Faden reißt! Dann haut es auf den Tisch, auf die Bücher, den Schulranzen, auf das ganze Spiel um Legastheniker, Sonderschulung und sonstige Maßnahmen, die es unter dem Schein liebevoller Zuneigung der besorgten Eltern unternehmen muss. Lange schweigend! Aber dann ... oder Medorrhinum kommt noch rechtzeitig, bevor es ein Drama wird oder zum Drama hochgespielt wird. Jedenfalls wird diese Erbnosode den Block aus den Erbanlagen aufbrechen.

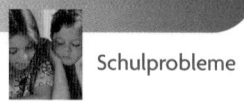

Agaricus D12	– hampelig, stottert: Die bisherige Behandlung der Legasthenie hat das Kind mitgenommen, hat sein Hirn müde gemacht und es selbst blass und schwach. Trotzdem ist es hampelig wie ein junger Hund an der Leine. Seine Zähne kauen auf den Lippen, seine Lider zucken krampfhaft, seine Zunge stolpert immer noch über Worte. Bis Agaricus, zusätzlich zu Medorrhinum, sein Hirn füttert, seine Gedanken konzentriert, seine Worte glatt bügelt. Jetzt fühlt es sich noch besser.

2 x 1 Gabe
täglich zusätzlich

Stramonium D12	– zornig: Hat Ihr Kind aber ein hochrotes Gesicht mit zornigen Augen und haut es am liebsten alles zusammen, was ihm in den Weg kommt, geben Sie ihm Stramonium, zusätzlich zu Medorrhinum.

2 x 1 Gabe
täglich zusätzlich

Zusammenfassung

Legasthenie

schweigt lange, bis es ausbricht	Medorrhinum D200	einmalig
hampelig, krampfig, stottert	Agaricus D12	2 x tägl.
zornig, gewaltbereit, hochrotes Gesicht	Stramonium D12	2 x tägl.

Schulangst

Ein Kapitel für Schüler, Schülerinnen, Lehrer, Lehrerinnen, besorgte Mütter und sorgende, aber leistungsbewusste Väter. Lehrer und Schüler haben Angst, in die Schule zu gehen, Angst vor gegenseitigem Stress, vor unangenehmen Überraschungen seitens der Schulleitung oder seitens der Eltern. Letztere, infolge mangelnder Bildungs- und Erziehungsfähigkeit, erwarten zu häufig vom Lehrer, dass er die Lücken ihrer Kinder ausbügelt. Wer ist solchen Erwartungen schon gewachsen?! Also werden Schüler getriezt. Dem dummen, aber fleißigen Schüler bleibt nur Büffeln. Die klugen, aber faulen Schüler warten auf die Eingebung. Beim Büffeln oder beim Warten kriegen viele von ihnen Anwandlungen von Managerstress. Aus welcher Hirnschublade soll man jetzt die Tatsachen hervorziehen, um die Klassenarbeit nicht zu verhauen? Ein homöopathischer Schüler hat in seiner Schultasche für sich und für seine Klassenkameraden immer fünf Arzneien.

Aconitum D30

1 Gabe
einmalig

— **unruhige Angst**: Die erste Arznei ist sehr beliebt. Es ist nämlich so: Gelernt hat der Durchschnittsschüler meist genug. Begriffen hat er nicht immer alles. Er setzt sich gern darüber mit dem Lehrer auseinander. Klassenarbeiten mag er nicht. Da kann er nicht reden, muss mit sich selbst diskutieren. Dann überfällt ihn plötzlich eine unheimliche Unruhe. Angst steigt aus dem Magen über sein Herz in sein Hirn. Sein Kopf glüht hochrot, sein leeres Hirn fällt in die Hose, sein Herz pocht wie ein Trommelsolo. Er fühlt sich, als schlage seine letzte Stunde. Er würde gerne die Fenster aufreißen, um nicht zu ersticken. Doch sein geliebtes Aconitum hilft ihm in diesem Kampf. Er kommt mit einer anständigen Note davon.

Strophantus D4

1 Gabe
alle 10 Minuten

— **Herzklopfen**: Der homöopathische Schüler geht in der Regel recht gelassen zur Klassenarbeit. Manchmal sind die gestellten Fragen aber so kompliziert, dass sich sein Hirn einfach ausklinkt. Alles wie leer da oben! Sein Herz schlägt ihm bis zum Hals. Zu-

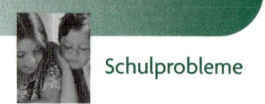

mindest so schnell, dass er nur darauf achtet, anstatt sich zu konzentrieren. Gelegentlich arbeitet noch ein Stück Resthirn, das ihm Strophantus zuflüstert.

Gelsemium D30
1 Gabe
bei Bedarf

— **zittrige Angst:** Für manchen sind er und Schule zwei verschiedene Welten. Klassenarbeiten sind ihm ein echter Horror. Er versucht ja sein Bestes. Ehrlich! Aber kaum legt sich die berühmte Flüsterstille über die Klasse, da sieht man, wie die Angst ihn dunkelrot verfärbt. Am ganzen Körper zittert er, heißer Schweiß rinnt von seiner Stirn und von seinen Händen. Armer Kerl. Was müsste er leiden ohne Gelsemium am Abend zuvor und am Morgen vor der Arbeit.

Argentum nitricum D30
1 Gabe
bei Bedarf

— **stolpernde Angst:** Hier haben wir ihn: den blassen, schlanken, nervös-zittrigen Stolpermann. Schon tagelang vorher plagt ihn der bloße Gedanke an eine kommende Arbeit. Das muss furchtbar sein. Erwarten vielleicht seine Eltern zu viel? Vor lauter Aufregung kann er nicht mehr gut schlafen. Sein Magen drückt, krampft und verweigert das Essen. Mit weichen Knien, nervöser Blase und zittrigem Herzen geht er morgens in die Schule. Wir sehen ihn dann über seinem leeren Blatt sitzen. Bleich, zappelig, um Eingebung ringend. Sein Herz ist ihm in die Hose gefallen. Zwischen drohender Hirnleere und nahender Erleuchtung stolpert er zum Örtchen. Dort lässt er genauso wenig ab wie sein Gehirn vor unbeschriebenem Papier. Es dauert lang, bis er alles herauswürgt, aus dem Magen, aus der Hose. Oder bis er mit Argentum nitricum, eine Gabe abends und/oder morgens, die Nerven beruhigt. Dann würgt sein Gehirn eben noch etwas aufs leere Blatt. Aber meistens gehen der Durchfall und die Arbeit gemeinsam in die Hose.

Arsenicum album D30
1 Gabe
bei Bedarf

— **Todesangst:** Dem sehr schlanken, sehr unruhig-ängstlichen, sehr genauen Schüler wird Argentum nitricum nicht mehr helfen. Alles hängt von seinem feinen Gemüt ab. Nervös ist er aber immer. Schon die Nacht vor der Prüfung verbringt er auf der Toilette, regelrecht hängend. Totenelend, leichenblass entleert er fortwährend Durchfall und Restnahrung, fortwährend grübelnd, was er noch vergessen haben könnte zu ordnen, zu lernen. Wir sehen seiner Nasenspitze an, ob er es schaffen wird oder nicht. Ist sie schmal und erbleicht, dann sind seine Augen fahl und müde. Und sicher auch sein Gehirn. Er sitzt über seinem leeren Blatt. Alles vergeht in ihm: die Gedanken, das Herz, der Magen, der Darm, die Sinne und sein letzter Mut. Jetzt erst greift er zum erlösenden Arsenicum album. Je früher die Arznei eingenommen wird, desto eher kann sich der Schüler selbst retten.

Gut zu wissen	**Jungen sind stärker betroffen**
	Wenn ich bisher nur von Schülern rede, so heißt das nicht, dass Schülerinnen nicht ähnliche Probleme hätten. Sie haben! Zwar nicht in dem Maße wie Jungen, aber dennoch ähnlich.

Zusammenfassung	**Schulangst**		
	Unruhe, Angst bei Klassenarbeiten; rot	Aconitum D30	einmalig
	Herzklopfen, „Brett vor dem Kopf"; rot	Strophantus D4	alle 10 Min.
	zittrige Angst vor Klassenarbeiten; dunkelrot	Gelsemium D30	bei Bedarf
	aufgeregt, lange vor Klassenarbeiten; blass	Argentum nitricum D30	bei Bedarf
	Todesangst, mutlos, alles vergeht; leichenblass	Arsenicum album D30	bei Bedarf

Schulkopfschmerz

Unter Kopfschmerzen im Kapitel Kopf finden Sie eine Auswahl von Arzneien für typische Ausprägungen von → Schulkopfschmerz.

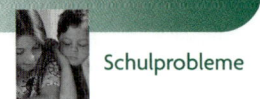

Schulleistung

Hirnmüdigkeit

Ich frage mich, warum wir Großen versuchen, unsre Kinder auf Biegen und Brechen in die höhere Schule zu schicken. Ich denke, die Natur hat jedem seine Bestimmung gegeben. Und dazu hat sie unsere Fähigkeiten so ausgerüstet, dass wir genügend lesen, sprechen, schreiben und rechnen können. Sollte es trotzdem daran mangeln, hat sie auch dafür Arzneien geschaffen. Diese räumen mit den letzten Hindernissen auf.

Agaricus D12

2 x 1 Gabe
täglich·

– **Hirnfutter:** Die fortwährende Müdigkeit und Konzentrationsunfähigkeit mit Gähnen und Kopfweh (➞ Kopfschmerzen) gegen Mittag, Erschöpfung nach der Schule bedürfen ärztlicher Hilfe. Es gibt jedoch Stresszeiten anfallsweiser, rascher Ermüdbarkeit während Prüfungen und eine Anhäufung von Klassenarbeiten sowie zugehörige Arzneien wie diese und die folgende. Alle erschöpfbaren Kinder sind nervös und leicht gereizt. Sie verbringen ihre Zeit über dem Lehrstoff, leicht ablenkbar, Lippen kauend, Grimassen schneidend und zu Albernheiten aufgelegt. Solche jungen Menschen brauchen Agaricus, etwa zehn bis 14 Tage lang. Dann ist die Konzentrationsfähigkeit wiederhergestellt.

Phosphorus D30

1 Gabe
bei Bedarf

– **Hirnfeuer:** Eine weitere hilfreiche Arznei für die ermüdeten Hirnfunktionen ist Phosphorus. Ich lasse sie gewöhnlich eine Woche lang einnehmen oder zwei Wochen lang jeden zweiten Tag einmal. Phosphorus zündet nämlich die Energiezentren des Gehirns.

Schwache Leistung

Erinnern Sie sich an das Toiletten-Poster mit dem hässlichen einzahnigen Knaben? Drunter steht: „Nobody is perfect!" Es sollte nicht auf dem Örtchen, sondern im Wohnzimmer hängen. Als Trost für unsere Kleinen und als Mahnung für uns Erwachsene. Denn das Leben, das wir Großen und unsere Vorfahren gelebt haben, geben wir an unsere Kinder weiter. Manchmal wirkt dieses Erbe zu kräftig und blockiert die Entwicklung. Dann setzen wir Homöopathen stets Erbnosoden (→ Einleitung) ein. Neben den wichtigsten Erbnosoden aus den Erbkrankheiten Tuberkulose (Tuberculinum bovinum), Tripper (Medorrhinum) und Syphilis (Luesinum) kommen bei Lernschwäche noch Krätze (Psorinum) und Krebs (Cancerinum oder Carcinosinum) hinzu.

Tuberculinum D200

1 Gabe
einmalig

– **Sprechen, Sprachen:** Die sprachschwachen Kinder sind ganz bestimmter menschlicher Ausprägung. Sie fehlen nämlich sehr oft in der Schule, weil sie jede Grippewelle aufschnappen und übel krank werden. Mit Bronchitis und dergleichen. Es sind zarte, schlaffe, müde Mädchen und Knaben. Mal frösteln sie, mal sind sie überaus erhitzt. Wie die Farbe im Gesicht wechseln sie ihre Launen. Mal übel und traurig oder heiter und erregt. Viel Appetit haben sie nie. Deswegen sind sie ziemlich schlank.

Medorrhinum D200

1 Gabe
einmalig

– **Schreiben:** Die schreibschwachen Kinder mit den vielen Fehlern im Diktat oder im Aufsatz haben überhaupt nichts Zartes an sich. Sie sehen eher ungewaschen und aufgedunsen aus wie Vollmondgesichter mit Kratern: bleich wie die Nacht und schlapp in der Bank. Mit dem Lesen und Hören steht es auch nicht zum Besten. Sie fehlen eigentlich nur im Frühjahr, im Herbst und bei zunehmendem Mond, weil es da feuchter ist. Sie leiden dann an Infekten, Asthma, Rheuma und Ähnlichem. Wenn sie nicht gerade ihr x-tes Pausenbrot runterschlingen und massig Orangenlimo dazu schlürfen, prahlen sie mit irgendwelchen uninteressanten Geschichten. Im Bett liegen sie zusammengekuschelt wie ein Embryo, ohne Decke, weil sie schwitzen wie mit Wasser übergossen und ihre brennenden Stinkfüße auslüften. Jetzt wollen wir ihnen erst mal Medorrhinum geben und abwarten, ob sie nach den Ferien sympathischer wirken. Sie fahren nämlich ans Meer. Da holen sie tief Luft und erholen sich recht gut.

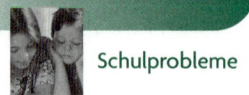
Luesinum D200

1 Gabe
monatlich und
1 Gabe abends
vor jeder Mathearbeit

– **Rechnen:** Für unseren mathematikschwachen Schüler haben wir eine erfolgsrettende arzneiliche Unterstützung, um seine logischen Denkfunktionen anzuregen. Er ist ein seltsamer Vogel: bösartig, gehässig, sucht dauernd Streit. Drängt sich einem auf mit läppischem Geschwätz. Richtig abstoßend klebrig. Dazu lügt er wie gedruckt und klaut wie ein Rabe. Andererseits ist er musisch begabt, macht spöttische Witze, gibt köstliche Antworten. In der Pause hängt er nur auf der Toilette herum und wäscht sich ausgiebig die Hände. Er hat einen Sauberkeitsfimmel.

Cancerinum D200

1 Gabe
einmalig

– **Lesen, unberührt:** Bei den leseschwachen Kindern gibt es zwei grundverschiedene Typen. Der erste hat etwas Eckiges, Stures in seinem ganzen Verhalten, immer in Bewegung und leicht zornig. Auf die Starken ist er eifersüchtig und schmiedet hinterlistige Pläne für sie. Aber genauso ängstlich ist er, schreckhaft und feige, wenn es an die Praxis geht. Er sucht deshalb eher die Gesellschaft von Schwächeren, weil diese meist nett sind. Da kann er sich beweisen. Er schläft gekauert wie ein Embryo, die Knie an den Ellbogen, und schaukelt lange mit dem Kopf hin und her, bis er einschläft. Das nimmt ihm wohl die Angst vor der Nacht. Wenn es aber gewittert, findet er das fantastisch. Ziemlich undurchsichtig, der ganze Kerl, dem Cancerinum, auch Carcinosinum genannt, ziemlich gut tun wird. Er sieht nämlich kränklich aus: so ein bläuliches Augenweiß in bräunlichem Gesicht wie Milchkaffee. Und noch dunkler sind seine vielen Muttermale. Die Tatsache, dass er schlecht lesen kann, lässt ihn ziemlich kalt.

Psorinum D200

1 Gabe
einmalig

– **Lesen, verzweifelt:** Der andere dagegen verzweifelt über seiner Leseschwäche. Er ist überhaupt ein Schwächling ohne Reserve. Besonders nach akuten Krankheiten fehlt er lange in der Schule, weil er einfach nicht mehr hochkommt. Mitschüler sind darüber nicht traurig, weil sie ohnedies seine Gesellschaft meiden. Er ist nämlich eine richtig trostlose, trübe Tasse. Wenn er auf der Toilette war, zieht er meilenweit seinen faulen Stuhlgeruch nach sich. Er sieht ungewaschen aus, kratzt sich ständig am Kopf, an den Beugen. Der grüne Rotz hängt ihm dauernd auf der Oberlippe. Im Sommer läuft er eingepackt herum, als ginge es zum Ski-fahren. Im Bett liegt er die halbe Nacht wach und weint, weil er Kopfweh hat. Bringen Sie ihm was zum Essen und Psorinum. Das tut ihm gut.

Zusammenfassung

Schwache Leistung

schwach im Sprechen, bei Sprachen	Tuberculinum D200	einmalig
schwach im Schreiben	Medorrhinum D200	einmalig
schwach im Rechnen, in der Logik	Luesinum D200	monatl., bei Bedarf
schwach beim Lesen, unberührt davon	Cancerinum D200	einmalig
schwach beim Lesen, verzweifelt darüber	Psorinum D200	einmalig

Verspätete Leistung

Die armen Spätzünder. Es bleibt ihnen nichts erspart. Die Eltern drängeln, die Lehrer drängeln. Ein echter Teufelskreis. Was kann aus wem da noch werden? Eines werden sie sicher: Nachhilfeschü-ler. Da hat man wenigstens einen bequemen Sündenbock: den Nachhilfelehrer! Wenn der nicht allzusehr auf Nebenverdienst aus ist, könnte er merken, dass nicht alle tatsächlich so dumm sind, wie gehabt, gewollt oder gesollt. Wer ist dann der Dumme?

Lycopodium D12

2 x 1 Gabe
täglich

— Schreiben: Dieses Kind ist nicht nur im Schreiben schwach, son-dern ganz allgemein im Geiste, im Gemüt und im Körper. Ein zu großer Kopf sitzt auf dürrem Hals im Vergleich zum Oberkörper und den mageren Gliedern. Und da ist ein Bauch, der über den ganzen Schattenriss hinausragt. Sein Unterbauch ist besonders gegen Abend gebläht. Um diese Zeit fällt auch seine Laune. Et-was Hartes, Erdfahlenes drückt sein Gesicht dann aus, mit tiefen Furchen und Sorgenfalten auf der Stirn. Mitschüler mögen ihn nicht sonderlich, weil er trotz seiner Schwächen ein echter

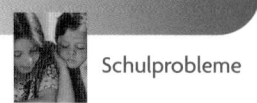

Besserwisser ist. Ich denke, er braucht viel Lob mit süßen Worten. Und ein geregeltes Zuhause, in dem er und sein scharfer Verstand sich endlich ihrer Wirkung bewusst werden können.

Natrium muriaticum D30

1 Gabe
wöchentlich

– Rechnen: Rechnen hat mit Logik zu tun. Ist ja allgemein bekannt. Kindern dagegen nicht. Sie sind unlogisch. Besonders wenn sie zu Hause viel Tadel, Kummer und Demütigungen erdulden müssen. So wie unser Salzstangen-Kind. Seine Leistungen sind geradezu kümmerlich. So kümmerlich wie sein kleiner, abgemagerter Körper und seine bleiche, trockene Reibeisenhaut. Als Schüler ist es immer ein Einzelgänger. Selbst zum Pinkeln benutzt er die Einzelkabine. Im Unterricht schaut er gedankenverloren aus dem Fenster. Als sei er allein. Die Lehrer ermahnen ihn, er sei unaufmerksam, zerstreut und vergesslich. Aber er schaut die Lehrer nur traurig an, schweigt und verschließt sich wieder in seiner Welt. Dort sucht er sicher nach festem Halt und nach Natrium muriaticum, dem Salz, das seinem Leben festen Halt gäbe. Stattdessen nascht er am Salzstreuer. Aber wehe, wenn Sie sich in sein Salzverlangen, in sein Schweigen oder in seine Schwächen einmischen. Dann stampft er, stolz wie ein Offizier, in sein Zimmer, knallt die Tür hinter sich zu, schließt sie ab und weint sich aus. Für jenen Schüler, der auf ihn zugeht, ist er ein treuer und feinfühliger Kumpel.

Sulfur D12

2 x 1 Gabe
täglich

– in allem schwach, ohne Bemühen: Ziemlich ähnlich sieht ihm jener Schüler, der in allen Fächern schwach ist. Er ist mager, hängt in der Schulbank oder neigt sich im Stehen mit eingefallener Brust nach vorn. Seine Beine sind so schmächtig wie seine Stricknadelfinger. Seine Haut ist zwar auch rau, sieht aber unrein und ungewaschen aus. Selbst nach dem Baden. Er hat jämmerliche Leistungen, aber er bemüht sich überhaupt nicht, daran was zu ändern. Es ist ihm „scheißegal", sagt er selbst. Er redet viel über das Leben und wie man das und jenes anders machen könnte. Beim Verwirklichen eines praktischen Vorschlages ist er nicht mehr auffindbar. Nur riechen kann man ihn noch, denn er stinkt wie Sulfur in seiner reinsten Urform.

Calcium carbonicum D12 – in allem schwach, bemüht sich: Unser blasser, rundlicher Freund, der aussieht wie eine schwabbelige Auster, scheint tatsächlich von Natur aus minderbemittelt. Er ist lieb und bemüht. Aber es geht alles so träge, so langsam vor sich. Seine Bewegungen genauso wie sein Begreifen. Erst mal Pause machen und Eierbrote mampfen. Danach eine Tafel Schokolade erlesenster Qualität. Nun bequemt er sich allmählich, mit dem unschuldigsten Lächeln nachzuhaken. „Was hast du gesagt?", und: „Wie meinst du das?!" O himmlische Einfalt! Dein Calcium carbonicum wartet täglich auf dich! Ob vielleicht doch noch ein Genie aus ihm wird? Auf ganz andere Art, meine ich. Aber lieb und unbeholfen wird er sicher immer bleiben. Das macht ihn ja so liebenswert.

2 x 1 Gabe
täglich

Zusammenfassung

Verspätete Leistung

schwach im Schreiben, Sorgenfalten	Lycopodium D12	2 x tägl.
schwach im Rechnen und in Logik, Einzelgänger	Natrium muriaticum D30	wöchentl.
in allen Fächern schwach, ohne Bemühen	Sulfur D12	2 x tägl.
in allen Fächern schwach, bemüht sich sehr	Calcium carbonicum D12	2 x tägl.

Überforderte Schüler

(→ ADS und Legasthenie in diesem Kapitel)

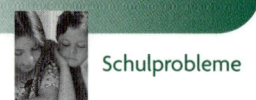

Unterforderte Schüler

Wo sind die klugen Lehrer abgeblieben, von denen Mutter und Vater noch schwärmen? Ist denn Lehrersein nicht doch ein bisschen mehr als ein Gelegenheitsjob für Ferienmacher? Ehrlich, manchmal zweifeln wir mit Recht. Nur auswendig lernen? Wo bleibt da die Lüftung der Geheimnisse, auf die unsere Schüler mit Spannung warten? Tatsachen werden in ihr Hirn gestopft, die sie möglichst keimfrei wiederkäuen müssen. Das kann fast jeder. Und alle klatschen Beifall. Währenddessen warten sie darauf zu erfahren, wie sie die Tatsachen ineinander fügen. Und beim Warten wird so mancher dumme Schüler mit Fleiß zum „klugen" Schüler und der kluge Schüler durch Langeweile zum „faulen" Schüler. Das Wesentliche lernen unsere Kinder sowieso nicht in der Schule.

Lachesis D30

1 Gabe
wöchentlich

– **brillant, altklug:** Er fällt immer auf! Er sieht gut aus, hat wohlgeformte Gesichtszüge, klare, lebendige, dunkle Augen und einen hübschen, klugen, oft schelmischen Ausdruck. Nur eines scheint bei ihm schwer zu erdulden zu sein: das ewige Hinterfragen. Ich denke, alle Kinder stellen gern Fragen. Aber so manche Mutter höre ich klagen: „Nie ist er mit einer Antwort zufrieden." Seine Fragen zielen auf bestimmte Themen ab und mit erlesenen Worten formuliert. Deswegen wirft ihm so mancher vor, er sei zu altklug. Seine Fragen scheinen zu überraschen. Es bereitet ihm hämische Freude, wenn die Antwortenden verunsichert sind. Das bringt ihm nicht unbedingt den Dank seiner Lehrer ein. Lachesis erlöst ihn und macht die langweiligen Lehrer erträglicher. Seine Zunge beschränkt sich auf scharfsinnige Zwischenbemerkungen. Er wird erträglicher.

Sulfur D12

2 x 1 Gabe
täglich

– **brillant, schlampig:** Das genaue Gegenstück von vorigem Sulfur-Schüler begegnet uns in diesem großen, starken und dicken Pendant mit schwitzender, roter Birne. Wenn er zur Tür reinkommt, nimmt er das ganze Haus ein. Nicht nur den Sessel, in den er sich hineinflätzt. Meilenweit verstreut er seine stinkenden Düfte. Besonders mit seinen Socken. Ansonsten ist er eher ein beneideter Schüler. Hat unheimlich viel im Kopf. Ein echter Datensammler. Zu Hause sammelt er Briefmarken, Mineralsteine, Elektrokabel. Schulmappe, Hefte, seine Hausaufgaben – alles ist durcheinander. Doch die Lehrer haben es schwer, ihm was vorzuwerfen. Denn er ist ein brillanter Schüler, immer nett, umgänglich und häufig deftig witzig. Wenn er seine Langeweile demonstriert, kratzt er sich mit Vorliebe an Stellen, die andere aus Schamgefühl vermeiden. Übertreibt er damit, dann stecken Sie ihm Sulfur zu. Das tut auch seiner fettigen, rauen Haut gut.

Arsenicum album D12

2 x 1 Gabe
täglich

brillant, ordentlich: Der genialen Unordnung des einen steht die bedingungslose Ordnungsliebe des Dritten im Bunde gelangweilter Schüler gegenüber. So hübsch, wie er aussieht, ist seine gepflegte Kleidung. Sauber, adrett, ausgewogene Farben, wie aus dem Ei gepellt. Den charmanten Witz hat er vom Lachesis-, den Sammlertrieb vom Sulfur-Schüler. Aber kein Vergleich. Auf seinem Schreibtisch genauso wie in den Schubladen ist alles ordentlich aufgeräumt. Dafür preist ihn die Welt. Mit langweiligen Lehrern hat er große Schwierigkeiten. Entweder sie sind Luft für ihn, was dieselben in Rage bringt, oder er lässt scharfkantige Bemerkungen los, die dasselbe bewirken. Man kann ihm nichts nachsagen, nicht einmal Unhöflichkeit. Er hat jeden Schritt genauestens durchdacht, geplant wie das Arsenicum album, das ihn davor schützt, in Angst und Panik zu geraten, falls einmal etwas schief gehen sollte.

Zusammenfassung

Unterforderte Schüler

brillanter Schelm, altkluges Hinterfragen	Lachesis D30	wöchentl.
brillanter Sammler, schlampig	Sulfur D12	2 x tägl.
brillanter Planer, ordnungsliebend	Arsenicum album D12	2 x tägl.

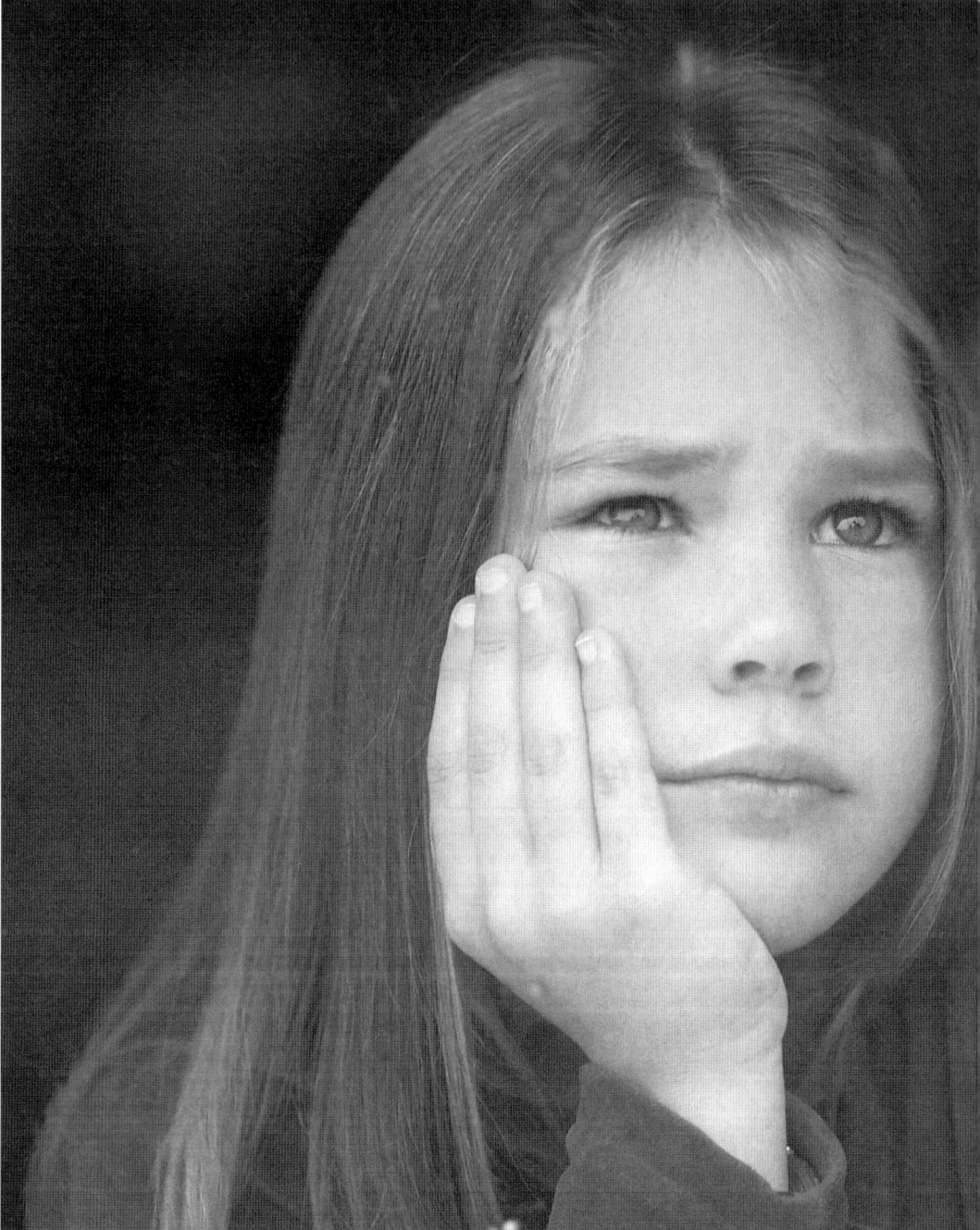

Gemüt

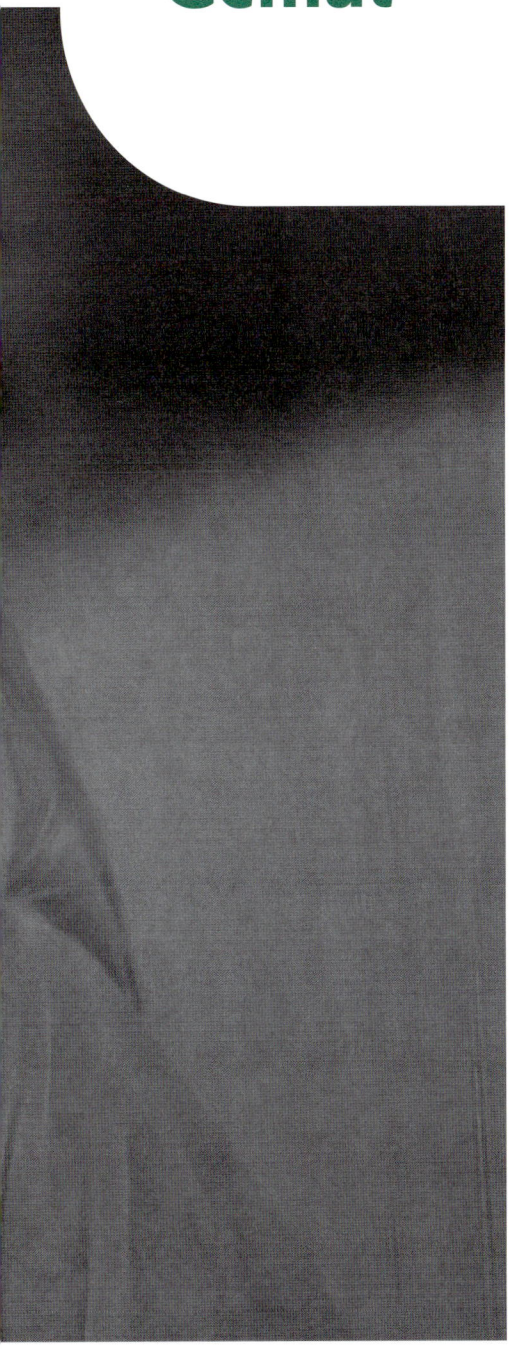

Erleben Sie hier eine kleine wesentliche Auswahl seelischer Beklemmungen, denen Sie zwar hilfreich entgegenkommen können, die aber letztlich des Fachmannes bedürfen.

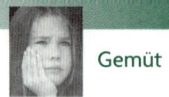

Eifersucht auf Nachgeborene

Im Allgemeinen begrüßen ältere Geschwister ihren Familiennachwuchs mit Begeisterung. Sie finden zunächst auch alles recht lustig: den dicken Bauch, die Fußtritte als erstes Lebenszeichen. Dann die süßen Händchen, die Zehchen und das Kussmündchen. Himmel und Erde scheinen gesegnet, die Welt wieder mal in Ordnung. Doch da schleichen sich bereits die Ausnahmen ein, jene Kinder, meist Jungen, in denen Eifersucht als tiefer Charakterzug vorgegeben, wenn auch bisher noch nicht ausgebrochen ist. Wie sollte es auch zu verstehen sein, dass die Aufmerksamkeit der Eltern fortan einem Wesen gilt, mit dem man weder spielen, sich balgen noch Unsinn machen kann?

Hyoscyamus D30

1 Gabe
bei Bedarf

– **hinterlistig:** Neugierig, wie er ist, beobachtet unser Knirps das Treiben um den neuen Erdenbürger. Mutter ist immer um diesen herum. Sie trällert Kinderreime, während sie Windeln wechselt, das Bad bereitet oder die Brust reicht. Den Geschichten des Älteren gegenüber scheint ihr Interesse vorübergehend benebelt. Er wird ärgerlich, beleidigt, fühlt sich verletzt und sinnt auf Rache, deren Umsetzung ihm gar nicht so schwer fällt: In unbemerkten Augenblicken zwickt er das Jüngste in die Seite, und Mutter steht dem unerklärlichen Geheule mit hochgezogenen Augenbrauen gegenüber. So lange, bis seine Schandtaten auffliegen. Danach dauert es nicht lange, bis er Mutters Schoß aufsucht, sich an ihren Busen kuschelt und zu saugen beginnt. Er besteht auf „Mama, ich auch Baby, auch haben". Seltsames Babygewäsch, denkt Mutter. Und was nicht sein kann, sucht sich Ersatz. Nuckel und Flasche werden hervorgekramt und mächtig abgelutscht. Das wiederholt sich mehrmals täglich, während sein Geschwisterchen Luft für ihn ist – einfach nicht mehr da. Zeitweise zieht er sich sogar nackt aus und will gewickelt werden. So was! Je mehr Zeit ins Land streicht, desto tiefer runzelt sich Mutters Stirn, bis sie beim Homöopathen Rat einholt: Der Erstgeborene sei eifersüchtig und ausgeflippt. Dem soll mit Hyoscyamus ein

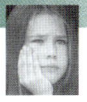

Ende bereitet werden. Das tut wohl. War ja eine scheußlich peinliche Zeit!

Stramonium D30

1 Gabe
bei Bedarf

— **bösartig:** Hören Sie vom blassen Hyoscyamus, so denken Sie unwillkürlich an seinen roten Bruder, an Stramonium. Sein Baby-Getue ist dem obigen Kerlchen ziemlich ähnlich. Nur ist alles heftiger, bösartiger. Wenn er nicht bekommt, was er verlangt, verfällt er in blinde Wut. Alles Erreichbare fliegt in der Gegend herum, er spuckt, tritt gegen die Möbel, beißt alle Umstehenden. Schreckliche Grimassen verzerren sein Gesicht. Er ist außer sich, ohne Kontrolle, ohne Reue. Höllische Kräfte werden hier locker (→ Wutanfälle in diesem Kapitel). Wer weiß schon von den Schreck erregenden inneren Grimassen, die wie böse Geister Ihr Kind besetzen und seine Seele quälen.

Staphisagria D30

1 Gabe
bei Bedarf

— **gedemütigt:** Dieser scheint so recht brav, ohne Ansprüche, pflegeleicht, ohne Hinterlist oder Gewalt gegen Ihr Nachgeborenes. Nur ... wenn er auf Ihrem Schoß Baby spielt, bekommt er eine Erektion. Peinlich, peinlich, denken Sie. Genauso peinlich wie seine dauernden Fragen, wo die Kinder herkämen und wie sie gemacht würden und so. Impulsiverweise schimpfen Sie dann mit ihm oder der Herr Papa fährt ihm über den Mund. Worauf unser jüngster Eifersuchtsgockel mit Nuckelflasche, aber ohne Murren abzieht. Wenn er kurz danach aus seiner Schmollecke wieder erscheint und etwas anderes im Kopf hat, seien Sie nicht voreilig von seiner Vergebungsfähigkeit überzeugt. Er mag leicht verzeihen, aber Tadel, Ungerechtes und Kummer fressen sich tief in seine Seele ein. Unvergesslich, mit Rache und Hass erfüllt. Ein Sprössling muss fragen, rückfragen, zweifeln, widersprechen, wütend und beleidigt sein dürfen. Für ihn das rechte Maß zu finden ist eine Frage Ihrer Reaktion! Während Sie darüber nachdenken, verabreichen Sie ihm Staphisagria und eine Prise mehr Zuwendung. Darauf wird er erstmalig einen richtigen Wutanfall bekommen, bei dem er mit den Füßen aufstampft, sich rücklings auf den Boden wirft und strampelt wie ein verunglückter Maikäfer. Endlich kann er sich wehren.

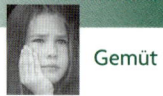 Gemüt

Eifersucht auf Nachgeborene		
hinterhältig, sinnt nach Rache; blass	Hyoscyamus D30	bei Bedarf
bösartig, gewalttätig; rot	Stramonium D30	bei Bedarf
sexuell erregt, gedemütigt, schmollt	Staphisagria D30	bei Bedarf

Erste Trennung

Zweite Abnabelung im Leben Ihres Kindes: Auf in die Fremderziehungsstube „Kindergarten"! Die erste wahrhaftige Trennung (die erste natürliche war die Geburt) erleben Sie und Ihr Kind, als durchtrenne „man" ein zweites Mal die Nabelschnur. Symbolisch, versteht sich! Verbunden mit hohen Erwartungen, mit Neugierde auf Abenteuer oder mit Furcht vor Neuem, mit Angst, verlassen zu werden, vor Alleinsein.

Ignatia D30

1 Gabe
bei Bedarf

– **widersprüchlich:** Sicher fällt Ihnen auf, dass einige dickliche Mütter mit breitlastigen Busen herumstehen, als warteten sie auf den nächsten Bus. Hinter einem der massiven Körper entdecken Sie ein junges Ignatia-Dämchen mit dem Zeigefinger im Mund, das beleidigt um sich glotzt. Sie ist zart, blond, ihre Bewegungen geckig. Unruhig, ängstlich schaut sie immer wieder zur Mutter hoch, die ein haschendes Lächeln hinter stillen Tränen erntet. Eigentlich weiß sie nie so recht, was sie will. Händchenhalten oder nicht. Küsschen oder nicht. „Ach", seufzt sie wehmütig, und dabei bleibt es. Trostlutscher wehrt sie mit schnippischer Gebärde der linken Schulter ab. Kaum verlassen, mitten im Spiel, wird sie von Bauchkrämpfen überfallen. Sie krümmt sich, bis ihre Mutter sie wieder abholt.

Gelsemium D30

1 Gabe
bei Bedarf

– **zittrig:** Geheule gibt es reichlich an diesem ersten Morgen. Wer laut ist, ist vorn, mittendrin. Die Tränen stehen schüchtern in den Ecken herum. Einer steht dazwischen, der weint nicht. Dafür zittert er wie Espenlaub und drückt sich Hilfe suchend gegen die Wand. Aus halb geöffneten Augen schaut er müde, schlapp und abgeschlagen um sich, als müsse er gleich die Opernbühne besteigen. Voller Erwartung, voller Angst. Sein Gesicht glüht puterrot, wie bei Gelsemium beschrieben. Dann rast er mit überstürzter Hast zum Klo, um laut tönenden Durchfall loszuwerden oder um Pipi abzulassen. Bald bekommt er Fieber dazu, und sie schicken ihn nach Hause.

Pulsatilla D12

2 x 1 Gabe
täglich

– **Trost suchend:** Da sitzt sie in der Ecke, still vor sich hin weinend, ein zartwangiges, blasses, rundliches Mädchen mit blondem Mittelscheitel und zwei langen Zöpfen, die in zwei blutroten Herzchen enden. Gehen Sie als Erzieherin auf sie zu, färben sich ihre Wangen knallrot. „A a!", sagt sie schüchtern, als wolle sie Ihnen gleich entgegenkommen. Sie nimmt bereitwillig Ihre Hand, und Sie führen sie wie eine Mami zum Örtchen. Für die Toilettenbrille ist sie zu klein. Das Töpfchen muss her. Da sitzen Sie beide: der Zopf auf dem Topf, Sie in der Hocke davor. „Gemütlich, gell?", haucht sie verlegen. Sie fühlt sich geschützt. Mit Engelsflügeln ersetzen Sie die Gluckenflügel ihrer Mutter und empfehlen derselbigen Pulsatilla. Sie werden künftig ihr Schutzengel, sie wird zusehends vertrauensvoller.

Zusammenfassung

Erste Trennung

widersprüchlich, zart, Bauchkrämpfe	Ignatia D30	bei Bedarf
zittert, weint nicht, Durchfall, Harndrang	Gelsemium D30	bei Bedarf
still weinend, blass, zart, Trost suchend	Pulsatilla D12	2 x tägl.

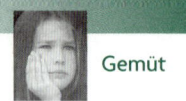

Heimweh

Heimweh ist die Sehnsucht nach Geborgenheit. Mit den folgenden Arzneien geben Sie Ihren Kindern das Urvertrauen zurück (und sich selbst auch?), damit der erste Ausflug ins Landschulheim, die erste Fahrt ins Ferienlager oder der Besuch bei Tante und Onkel zum abenteuerlichen Erleben wird und letztlich die Neugier auf das Neue siegen darf.

Pulsatilla D12

2 x 1 Gabe
täglich

– **stille Tränen:** Die ersten bitterlichen Tränen aus runden, blauen Mädchenaugen. Kaum hörbar, kaum sichtbar sitzt sie verloren in der hintersten Ecke der geographischen Gegebenheiten und wartet darauf, entdeckt zu werden. Erst setzen Sie sich leise neben sie. Dann legen Sie die Hand auf ihre Schulter, und schon liegt sie an Ihrer Brust. „Mami", schluchzt sie herzerweichend der Fernen entgegen. Da dämmert in Ihrem Herzen die Erinnerung an Pulsatilla. „Komm mit", laden Sie aufmunternd ein. „Im ersten Traum wird dich die gute Fee besuchen." Am nächsten Morgen erhaschen Sie ein verlegenes Lächeln.

Ignatia D30

1 Gabe
bei Bedarf

– **kapriziös, wechselhaft:** Fröhlich zieht dieses Kind alleine los, neugierig und abenteuerlustig. Doch die gute Laune hält nicht lange vor. Wenn die anderen lachen, weint es beleidigt. Ist den anderen zum Weinen zumute, lacht es hysterisch. Auch bei Tisch weiß es nie so recht, was es nun essen will, und abends wird es von heftigen Nabelkrämpfen überfallen. Ignatia bringt die Entgleisung seines seelischen Willens wieder in ein erträgliches Gleichgewicht.

Acidum phosphoricum D12

2 x 1 Gabe
täglich

– **apathisch:** Dieses zarte, liebe Wesen liegt tagelang still, bleich und richtig apathisch auf seinem Bett herum. Ohne Lust am Spiel, ohne Lachen, ohne Leben. „Lasst mich bitte in Ruhe", wehrt es ab. Trotzdem hören Sie einen Unterton voller Sehnsucht nach Erlösung. Oder nach Streicheln und Liebsein. Oder nach Acidum phosphoricum.

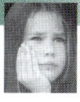

Capsicum D30

1 Gabe
bei Bedarf

— **rotwangig:** Ein molliger Mops hängt faul und träge in der Landschaft herum. Aber aufbrausend und jähzornig wird er beim geringsten Blödsinn, bei Anlässen, die sich gar nicht auf ihn beziehen. Eines Abends finden Sie ihn still auf seinem Bett mit feuerroten, dicken Backen, seine Tränen unterdrückend, als habe er versehentlich eine Hand voll Chili-Pfeffer geschluckt oder Capsicum als Urtinktur. Armer Schlucker! Muss er vielleicht noch mehr unterdrücken als nur seine Tränen?

Carbo animalis D30

1 Gabe
alle 10 Minuten

— **ohnmächtig:** So rot der eine, so blass der andere. Das ergänzt sich in der Natur. Bei diesem Blassen ist es geradezu tragisch. Ihm wird beim Essen öfter übel, er fröstelt, obwohl es Sommer ist. Er steht dann auf und geht an die frische Luft. Obwohl ansonsten stets bereit zu Flunkereien und Lügengeschichten, schweigt er jetzt auffallend. Es dauert nicht lange, so ergreift ihn ein Schüttelfrost, er läuft blau an und fällt in Ohnmacht. Sofort Carbo animalis bis zum Erwachen hinter die Unterlippe schieben. Heimweh mit Ohnmacht! Wonach sehnt er sich? Nach frischer, warmer Luft ... klar. Auch nach innerer Erfrischung und Wärme?

Natrium muriaticum D30

1 Gabe
täglich

— **ernst, apathisch:** Leise weinte er in sich hinein, so still, wie er schweigen kann, dieser ernste, traurige Salzstangen-Freak. Selten teilt er mit irgendjemandem seinen Wehschrei nach Zuhause, der mit Natrium muriaticum einen lichteren Anstrich erhielte.

Zusammenfassung

Heimweh

Kullertränen, trostbedürftig	Pulsatilla D12	2 x tägl.
wechselhafte Launen, Nabelkrämpfe	Ignatia D30	bei Bedarf
still, apathisch, lustlos	Acidum phosphoricum D12	2 x tägl.
rotwangig, untröstlich, ohne Appetit	Capsicum D30	bei Bedarf
Heimweh mit Ohnmacht	Carbo animalis D30	alle 10 Min.
stiller Kummer mit Weinen, lustlos, ernst	Natrium muriaticum D30	tägl.

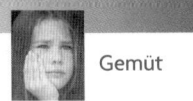

Kummer

Nichts geht mir mehr unter die Haut als traurige Kinder. Schuften müssen sie, um ein bisschen gelobt zu werden. Leiden müssen sie, um ein bisschen heiterer zu sein. Sie müssen sich tadeln, beschimpfen und demütigen lassen von Eltern und Lehrern, vom bösen Nachbarn und von der zickigen Kassiererin aus dem Supermarkt. Kummer müssen sie ertragen und werden kümmerlich. Müssen sich kränken lassen und werden krank!

Was ist geschehen? Denn eigentlich sind sie nicht allein gelassen. Sie haben die Eltern, die sie trösten; den Lehrer, der sie lobt; den Nachbarn, der ihnen zulächelt und die freundliche Kassiererin vom Getränkemarkt. Sie haben Engel, Elfen und gute Feen. Sie haben Jesus am Kreuz und Gott, der alles lenkt. Und sie haben die homöopathische Arznei, die das Schuften erleichtert, das Leiden verkürzt und die Tränen trocknet.

Natrium muriaticum D30
1 Gabe
wöchentlich

— **kann nicht vergessen:** Wir erleben den durch Kummer Verkümmerten in seiner schweigsamen, edlen, in sich gekehrten Trauer. Enttäuschung, Kränkung, Demütigung kann er nicht vergessen. Seit jener Kränkung ist er krank. Wir spüren sein Bedürfnis nach Nähe, nach Zuwendung im Seelisch-Geistigen, nach mehr Entfaltung. Und doch lehnt er Trost, Zuspruch und Zuneigung ab. Das Maß oder die Maßlosigkeit seiner Bedürfnisse wird zum Beginn des Krankheitsprozesses. Mit Natrium muriaticum dürfen wir erleben, wie er seine Verlassenheit, seine Trostlosigkeit zugunsten eines besseren Maßes aufgibt.

Acidum phosphoricum D12
2 x 1 Gabe
täglich

— **apathisch:** Nur noch allein gelassen werden! Das ist der einzige Wunsch eines in seiner Liebessehnsucht enttäuschten, zarten, hübschen, zerbrechlichen Kindes. Es sucht die Einsamkeit, um sie mit Gleichgültigkeit und elegischem Seufzen zu erfüllen. Seine grübelnden Gedanken sind gezeichnet von Schwäche, Erschöpfung und Kummer. Acidum phosphoricum, mindestens vier Wochen lang zugestanden, erfrischt seine Lebensgeister.

| **Ignatia D30** | – hysterisch: Diese zarte, durchscheinende Seele kann ihren |

Ignatia D30

1 Gabe
bei Bedarf

– hysterisch: Diese zarte, durchscheinende Seele kann ihren Kummer nicht anders verdauen, als ihn herauszulassen. Einerseits zieht sie sich beleidigt zurück, erscheint aber bald wieder, verlangt mal dies, mal jenes und führt sich leicht hysterisch auf. Ignatia kräftigt ihre zerrissene Seele.

Hyoscyamus D30

1 Gabe
bei Bedarf

– ausgeflippt: Ein Typ der Sonderklasse! Obwohl er tief drinnen ähnlich leidet wie andere (oder hat er das Leiden aufgegeben?), tut er nach außen ganz anders: Er schwätzt und jammert und stöhnt und hechtet durch die Gegend. Wird blass und blässer, appetitlos und abgemagert, verfallen. Bis er nur noch in einer Ecke sitzt und die Tapete bemurmelt oder Hyoscyamus kennen lernt. Das wirkt Wunder für enttäuschte Ausgeflippte wie diesen. Und so wenige gibt es davon gar nicht!

Zusammenfassung

Kummer

kann Kränkung nicht vergessen	Natrium muriaticum D30	wöchentl.
sucht die Einsamkeit, gleichgültig, seufzt	Acidum phosphoricum D12	2 x tägl.
seufzt elegisch, hysterisch	Ignatia D30	bei Bedarf
flippt aus	Hyoscyamus D30	bei Bedarf

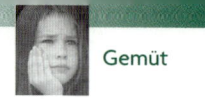

Lügen

Wer behauptet, er lüge nicht, ist ein seltsamer Heiliger. Lüge ist ja nicht gleich Lüge. Da gibt es mächtige Unterschiede. Notlügen zum Beispiel oder Angst, Feigheit, Auftrumpfen oder jemanden beeindrucken wollen und tausend mächtige Fantasien, Wahrnehmungen und Luftschlösser, an die wir glauben, nicht glauben oder glauben möchten. Andererseits ist es gar nicht so leicht, ehrlich zu sein. Dazu müssen wir offen sein dürfen, unser Rückgrat aufrecht tragen und ein gutes Gewissen beherbergen. Kindern geht es nicht anders.

Phosphorus D30

1 Gabe
bei Bedarf

— **fantasiert:** Dieser dünne, in die Länge geschossene Sonnyboy strahlt tags nicht mehr wie sonst. Aber wenn die Dämmerung hereinbricht oder vor dem Einschlafen Märchen vorgelesen werden, glänzt die Sonne wieder in seinen Augen. Und er erzählt wie ein Poesiealbum. Er träumt und lügt sich so tief in seine Geschichten hinein, dass er sie bald nicht mehr von der Wirklichkeit unterscheiden kann. Dann braucht er mal wieder Phosphorus.

Calcium carbonicum D12

2 x 1 Gabe
täglich

— **Angst vor Strafe:** Dieser gute Kumpel lügt wie gedruckt. Er lügt seine Eltern an, obwohl sein Freund dabeisteht und ihn jederzeit auffliegen lassen könnte. Aber ein wahrer Freund schweigt. Er weiß, dass hier aus maßloser Angst vor Strafe gelogen wird. Ihm würde er nie eine Lüge auftischen. Das ist die Kurzskizze eines treuen, liebenswerten Calcium-carbonicum-Kindes.

Opium D30

1 Gabe
bei Bedarf

— **viel Dampf:** Die blassen Kinder scheinen aus Angst oder Feigheit zu lügen. Bei den roten Kräftigen ist das ganz anders. Wenn sie in Hochstimmung sind, kommen sie so richtig in Fahrt. Kennen Sie den mit einem Holzschwert bestückten Drachenkämpfer? Er scheint so richtig happy bei seinen Ritterspielen. Obwohl er sie völlig allein spielt. Aber wenn er redet, funkeln die Augen in seinem tiefroten Gesicht und dicke Schweißperlen keimen auf der Stirn. Da lässt er mächtigen Dampf ab wie eine Dampflok:

wer er ist und was er alles kann. Kein wahres Wort, schwöre ich Ihnen. Irgendwann scheint ihm ein Schock durch die Glieder gefahren zu sein. Wir wissen es meist nicht, denn er scheint recht glücklich zu sein. Oder ist er doch unglücklich? Opium wird der Wahrheit näher kommen.

Lachesis D30

1 Gabe
wöchentlich

– **intrigant:** Um das Böse in sich selbst, das ihm sehr wohl bewusst ist, zu rechtfertigen, verstrickt sich dieses kräftig rote Kind in tausend brillanten Lügengeschichten. Hinterher tut es ihm schrecklich leid. Doch dann ist es geschehen (→ Wutanfälle in diesem Kapitel), und Lachesis bringt alles ans Tageslicht.

Aurum D30

1 Gabe
wöchentlich

– **überschätzt sich:** Nach dem Motto „Die Welt ist verdorben und will betrogen werden. Also betrügen wir sie!" agiert dieser Angeber. Es ist kräftig, untersetzt und überschätzt sich selbst. Er hat Ellenbogen aus Eisen und einen Dickkopf aus Stahl. Er brüstet sich damit, wen er alles kennt, wen er in den Ferien an berühmten Leuten getroffen hat, wie teuer und toll alles war. Er ist gut in der Schule, aber keiner mag ihn so recht. Es ist ihm auch egal, was andere von seinen Lügen halten. So lange, bis Aurum ihm die Augen öffnet, dass wir liebenswerte Menschen um uns brauchen, da wir sonst ziemlich allein und verlassen wären.

Zusammenfassung

Lügen

fantasiert, glaubt seinen Geschichten	Phosphorus D30	bei Bedarf
aus Angst vor Strafe	Calcium carbonicum D12	2 x tägl.
lässt viel Dampf ab	Opium D30	bei Bedarf
zur Rechtfertigung seiner bösen Seite	Lachesis D30	wöchentl.
unbeliebter Prahler, überschätzt sich	Aurum D30	wöchentl.

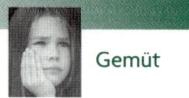

Nägelkauen

Cina D6

3 x 1 Gabe

täglich

– **Hampelmann:** Ein nervöser Hampelmann, der zu Bauchkrämpfen und zum Schielen neigt. Schneidet er obendrein Grimassen, ist davon auszugehen, dass er verwurmt ist (→ Würmer im Kapitel Verdauungswege). In diesem Fall hilft das im Volksmund Wurmkraut genannte Cina, die zappelige Unruhe des Kindes zu dämpfen.

Arsenicum album D30

1 Gabe

wöchentlich

– **Pedant:** Ein echter Pedant! Nichts darf an seinen Nägeln überstehen. Doch bleibt uns nicht verborgen, dass hinter dem ernsten, ordentlichen Eindruck des Äußeren der Ausdruck innerer Verwirrtheiten steht. Arsenicum album ist für jene „toten" Kinder reserviert, die noch gar nicht bemerkt haben dürfen, dass sie lebendig sind.

Silicea D12

2 x 1 Gabe

täglich

– **Leisetreter:** Ganz offensichtlich ist auch dieses schüchterne, überempfindliche Wesen voller Empfindung innerer Mängel. Das Nägelkauen ist nur der Ausgleich für seine seelisch-geistige Anspannung. Die Unvollkommenheit unseres Seins empfindet es als endgültiges Schicksal. Durfte es nie Fehler machen? Fehler, mit denen unser Pfad zur Weisheit gepflastert ist? Furcht vor den gestellten Aufgaben, vor lauten Geräuschen, vor Verlassenheit bedrücken es tief. Mit Silicea geben wir ihm Halt und Kraft zurück, wie sie von der Schöpfung gedacht wurden.

Lycopodium D12

2 x 1 Gabe

täglich

– **Besserwisser:** Der dritte im Bunde der blassen Verunsicherten! Aber diesem klugen Knirps gelingt es, mit Klugsein, mit einem verbindlichen Lächeln oder mit würdigem Stolz seine Schwäche besser zu verstecken. Nur die abgenagten Fingernägel nicht! Wählen Sie mit Lycopodium seine richtige Arznei.

Nägelkauen

nervöser Hampelmann; Würmer?	Cina D6	3 x tägl.
pedantisch, ängstlich, unruhig	Arsenicum album D30	wöchentl.
unsicher, minderwertig, ängstlich	Silicea D12	2 x tägl.
versteckt Unsicherheit hinter Stolz	Lycopodium D12	2 x tägl.

Nabelkolik

(→ Bauchkoliken im Kapitel Verdauungswege)

Neinsager

Wer kennt sie nicht? Kinder, die zu allem und auf alles nein sagen. Bei Gelegenheit ist es ja angezeigt, dass sie mit einem Nein etwas verweigern, um ihr gutmütiges Herz zu schützen oder ihren fantasievollen Ideenfluss. Sonst würden sie bald zum Lakaien für Geschwister, Eltern oder Freunde. Aber wenn nein als Antwort völlig irrsinnig ist, läuft sicher im Gemüt etwas durcheinander. Entweder da drinnen ist etwas blockiert, so dass Bitten und Vorschläge weder hineingehen noch mit ja herauskommen. Oder das Nein ist ein Ersatz für „Lass mich in Ruhe!". Sie trotzen der Welt mit gekrauster Stirn.

Tuberculinum bovinum D200

1 Gabe
einmalig

– **launenhaft:** Selbst mit Süßholz geraspelte Worte beantwortet dieses hübsche, schlanke Kind mit einem heftigen, hitzigen Nein. Alles scheint quer zu laufen. Selbst die Lieblingsspeisen werden mit einem Nein zur Seite geschoben. Stattdessen holt es sich kalte Milch aus dem Kühlschrank. Der launenhafte Appetit

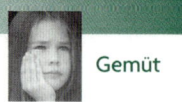

macht genauso besorgt wie der Trotz. Mit Tuberculinum bovinum entspannt sich diskret die Familiensituation.

Zincum metallicum D12

2 x 1 Gabe
täglich

– **dauertrotzig:** Trotz seiner Dauer-Trotzphase ist dieses Kind lieb, nie heftig. Sein Abwehren ist eigensinnig, aber höflich. Es umschreibt alles mit „Ooch, Mami!" oder „Muss das jetzt sein?". In seinem Zimmer liegt es auf dem Bett, liest oder schläft. Immer ist es müde. Aber nicht nur schlapp müde, sondern auch nervös, unruhig, ohne heftig erregt zu sein. So etwa in der Mitte zwischen nervig und total hin. Wenn es einschläft, schabt es seine Fersen auf dem Leintuch, als führe es Fahrrad im Traum. Im Schlaf jammert es dann, wimmert und zuckt mit den Beinen. Zincum metallicum entfaltet seine Wirkung auf verzinkte Nerven.

Silicea D12

2 x 1 Gabe
täglich

– **abwehrend:** In meiner Auswahl begegnen wir einem entsetzlich dürren Klappergestell. Die Hosen rutschen ihm ständig unter die Hüfte. Trotzdem ist er ein hübscher Knabe, strohblond, ohne viel Spannung im Gesicht, ohne viel Ausdruck. Wenn schon, dann eher ängstlich, unnahbar, abwehrend. Wenn man sich ihm freundlichst zuwendet, zuckt er unwillkürlich zur Seite. „Ach so, wirklich?", fragt er schüchtern zurück, als habe er zum ersten Mal die Sonne entdeckt. Füttern Sie ihn mit Silicea und mit liebevoller, aber verhaltener Zuwendung.

Zusammenfassung

Neinsager

launenhaftes Nein, launenhafter Appetit	Tuberculinum bovinum D200	einmalig
diplomatisches Nein, immer müde	Zincum metallicum D12	2 x tägl.
schüchtern, schweigsam, ängstlich	Silicea D12	2 x tägl.

Überaktivität

Es gibt keine Überaktivität ohne Auslösung (→ Einleitung)! Immer ist die Auslösung eines beeinträchtigten Schicksalsweges nur die Antwort auf ein inneres Ereignis, das in uns bereits vorgegeben ist (Resonanz). Mit dieser Disposition können wir ganz gut umgehen und dabei gesund leben, solange uns das auslösende Ereignis erspart bleibt.

Gut zu wissen	**Das gravierende Merkmal**
	Es ist nicht einfach, bei unseren überaktiven, auf diese oder jene Weise geschädigten Kindern die einzigartig zutreffenden, von anderen sich gravierend unterscheidenden Merkmale herauszuschälen. Mütter bringen bei fast all ihren Kindern dieselben oder ähnliche Klagen vor, eben das allgemein sich Manifestierende, das sichtbar und hörbar Offenbarte, das vordergründige Leid unserer Kinder. Das Wesentliche des Soseins liegt jedoch in der unsichtbaren Tiefe der Person begraben, im Unlogischen, im Unverständlichen, im Unausgesprochenen.

Tuberculinum bovinum D200

1 Gabe
monatlich

— **wechselhaft:** Diese schmalköpfigen, schlanken, blassen Kinder sind auffallend reizbar, ruhelos und bewegungsfreudig vom Tag ihrer Geburt an. Ruhelos gehen sie einer Beschäftigung nach der anderen nach, ohne dass sie etwas wirklich fesseln kann. Oft wird eben kreativ Erbautes, mühevoll Erschaffenes, liebevoll Gebasteltes mit genießerischer Wonne zerstört. Obendrein tun sie immer das Gegenteil von dem, wozu man sie auffordert. Auf dem Teppich Kreise drehen, immer schneller, immer heftiger, ungeachtet mütterlicher Zwischenrufe. Oder sich hinwerfen und den Kopf auf den Boden hauen ist oft eine Antwort auf mögliche Erziehungsversuche. Ein Phänomen mehr, zwar nicht einzigartig, aber im Kontext bezeichnend. In ihrer Gegenphase verfallen sie in regelrechte Schwäche und gelangweilte Lustlosigkeit. So sind sie auch nach ihren häufigen Infekten ausgesprochen müde, schlapp und leistungsschwach. Tuberculinum wird die ererbte Gegensätzlichkeit einigermaßen zur harmonischen Mitte lenken.

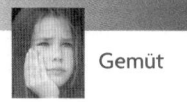

Medorrhinum D200

1 Gabe
monatlich

– **verstecken:** In diesem Kind führen einzigartig beide Extreme gleichzeitig einen sadomasochistischen inneren Machtkampf, was durch unvorhersehbares, plötzliches Umschlagen der jeweiligen Stimmung in ihr Gegenteil gekennzeichnet ist. So finden wir Passivität und Aktivität, extreme Extrovertiertheit und extreme Introvertiertheit, Liebenswürdigkeit und Gemeinheit in einer Person in raschem Wechsel des Tageslaufes. Rasselnde Bronchitis, praktisch von Geburt an, verschlimmert sich bei feuchter Herbstkälte und Zugluft. Wird das Kind machtvoll zur Ordnung gerufen, verfällt es urplötzlich in eine stille Scheu. Medorrhinum hilft der seelischen Unordnung, einer ureigenen Empfindsamkeit zu weichen.

Mercurius solubilis D30

1 Gabe
wöchentlich

– **gewalttätig:** Erweitern wir unser Verständnis um die Gewalttätigkeit unserer Kinder und betrachten jenes Kind, das so aggressiv, so gefährlich, so brutal sein kann, dass es Angst vor sich selbst hat. Angst vor diesen heftigen Impulsen, die zeitweise ungewollt aus ihm hervorbrechen, so dass es versucht, fluchtartig jene Lage zu vermeiden, aus der sich sein folgerichtiges Zwangshandeln ergäbe: ein verweigerter Wunsch, Widerspruch, eine Zurechtweisung, Grenzsetzung. Steht der Verflüchtigung etwas im Wege, wird unser Kind den Anlass mit heftigsten Worten und Gesten beantworten: Gegenstände zerschmettern, Fußtritte gegen Türen, Möbel und umgebende Menschen richten, wobei es, oft lebensgefährlich, auf schwächere Spielgenossen und Schulkameraden rücksichtslos einschlägt. Im Extremfall begegnen wir den heute nicht seltenen jugendlichen Bandenchefs, für die Vandalismus und Verbrechen auf jedem Niveau mit besonderem Beigeschmack von Sadismus nicht mehr bedeutet als eine reuelose Routine. Oder wir begegnen einem anderen Extrem: einem unbeholfenen, schüchternen, unsicheren Wesen. Fast unbeteiligt hockt es auf dem Stuhl, schaut bei jeder Frage zur Mutter, die an seiner Stelle antworten soll. Nicht die geringste Anstrengung deutet sich an, die Frage auch nur nachzuvollziehen. Nicht, dass es nicht wollte, es kann einfach nicht. Verwirrende Gedanken, Konzentrationsschwäche, schlechtes Gedächtnis. In der Schule

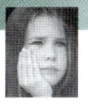

gilt es als überaktiv, aber faul, weich und langsam von Begriff und Sprache, was die anderen zu Hänseleien veranlasst. Dieses Kind ist schwer zu durchschauen, tausend Gesichter und doch keines! Nur die gelegentlich wiederkehrenden Mandelentzündungen mit dem abstoßenden süßlich-fauligen, scharfen, übel riechenden Mundgeruch, mit den nächtlich stinkenden Schweißen, Ausdünstungen und Ausscheidungen, deren Geruch den Wänden anhaftet, führen uns zu Mercurius solubilis. Beide Charaktere sind in jedem Kind vorhanden, nur nicht gleichzeitig manifest. Erst in späteren Jahren finden wir fließende Übergänge, dort, wo sich der Wandel von einem Stadium ins andere vollzieht. Ein schleichender Prozess also, ungleich dem obigen Medorrhinum-bedürftigen Kind, das von beiden extremen Wesen gleichzeitig beherrscht wird.

Gut zu wissen

Lebenskarusell

Vielleicht haben Sie auch bemerkt, dass die Charakterbilder unserer Kinder genau jenen unserer alten Menschen entsprechen. Das heißt, ein Kind beginnt seine Lebensgeschichte bereits mit dem Endzustand seines Lebens, mit den Neurosen, Psychosen und geistigen Verwirrungen. Durch die Ausprägung der Vernunft und die daraus folgende Anpassung an die Gesellschaft, an ihre Ordnung, Gesetze, an ihren Überlebensmodus, erholt es sich in späteren Jahren, um dann im Alter in sein kindliches oder kindisches Gehabe zurückzufallen. Ein wenig aussichtsreiches Lebenskarussell, das nur durch ein günstiges Schicksal wie einen liebenswürdigen Partner und/oder eine liebenswerte Arznei aufgehalten wird.

Veratrum album D30

1 Gabe
wöchentlich

– **identitätslos:** Auffallend bei diesen Kindern ist, dass die überaktive, motorische Unruhe zu sich wiederholenden Handlungen führt und in der Entgleisung zu grausamer Gewalttätigkeit. Mit Ausdauer wiederholen sie die gleichen Dinge: Beim Spielen bauen sie hundertmal den gleichen Turm. Die wenigen Freunde beherrschen sie eifersüchtig, während sie sich kleineren Geschwistern gegenüber eiskalt, hartherzig und missgünstig geben. Oder sie sitzen gesenkten Blickes stumm in einer Ecke, bevor sie der

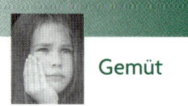

manisch-depressiven Verwirrung anheimfallen. Sie besitzen keine klare Identität. Ihr Verhalten versteckt seine wahren Hintergründe in fehlgeleiteten Funktionen des Hirns, des Herzens und der Geschlechtlichkeit. Sie leiden an unbändigen, drückenden, klopfenden Kopfschmerzen mit einem zusammenziehenden, eiskalten Gefühl auf der Schädeldecke. Dabei ist ihnen übel, sie sind leichenblass, leichenkalt, schwitzen eiskalt und viel, bis sie massiv erbrechen, wonach es ihnen noch schlechter geht. Wenn sich Durchfall dazugesellt, ebenso in großen Mengen, ist ihnen ohnmächtig zumute. Sie haben viel Durst dabei, verlangen nach reichlich sauren Getränken. Obwohl frostig, darf das Zimmer nicht zu warm sein. Oder sie onanieren heftig, selbst vor der Familie. Danach sind sie ganz lieb, küssen alle Anwesenden, die sie noch kurz zuvor obszön beschimpft haben. Die sexuelle Übererregung ist Teil des gesamten brutalen, manischen Geschehens, das sich mit Veratrum album beruhigt.

Gut zu wissen

Den Schein annehmen

Hahnemann schreibt im Organon §229: „Am meisten werden sie (die Kranken) jedoch durch Hohn, Betrug und ihnen merkliche Täuschungen erbittert und in ihrer Krankheit verschlimmert. Immer müssen Arzt und Aufseher (Erzieher) den Schein annehmen, als ob man ihnen Vernunft zutraue."

Anacardium D12

2 x 1 Gabe
täglich

– **rechtfertigt seine Existenz:** Unser Kind strengt sich an und schafft es nicht. Alles läuft irgendwie schief. Von dem, was es fürchtet, wird es überholt: Es macht Fehler über Fehler, alles falsch, nichts ist recht. Tut es etwas, wird es verdammt, tut es nichts, wird es auch verdammt. Das macht unser Kind völlig verrückt, so dass es böse wird gegen sich selbst. Es schimpft, weint und flucht, wenn es nicht so klappt, wie es sich das vorstellt. Und es wird böse auf seinen elterlichen Forderer. Hass, Rache, Mordpläne füllen seine Empfindungen. Es provoziert Streit, quält Haustiere oder verstümmelt sein Kuscheltier, was zunächst von Schuldgefühlen und mitleidvoller Reue gefolgt wird. Und in der

Folge von einem angenehmen Gefühl der Herrschaft über sein Umfeld. Als „verhaltensgestört" geltend, entgeht es dem Zwang, den Erwartungen seiner Forderer genügen zu müssen. Ab jetzt werden Anforderungen mit Wutausbrüchen quittiert, deren Ausmaß mit Anacardium gemildert wird, bevor sie in die Geschichte der Kinderkriminalität eingehen.

Kalium bromatum D12

2 x 1 Gabe
täglich

– **übernimmt Schuld:** Unser Kind zittert bereits, wenn es fremden Menschen ausgesetzt ist oder wenn fremde Kinder zum Spielen anwesend sind. Dann haspeln Arme und Beine in ständiger Bewegung. Ansonsten will es seine Ruhe haben, spielt stundenlang allein und pflegt damit seinen Schutzwall. Anfangs ist das blasse, mollige Kind sehr verhalten und schüchtern. Nach jeder Antwort verfällt es in eine merkwürdige Abwesenheit, die auf Selbstschutz in der eigenen kleinen Welt voller Melancholie schließen lässt. Seine innere Aufregung offenbart sich durch die ständig sich ineinander ringenden Hände, Wackeln mit den Beinen und Wippen mit dem Stuhl. Es wünscht sich, nicht auf der Welt zu sein, weil es sich nicht geliebt fühlt. Im Unterricht ist es unkonzentriert, leicht ablenkbar, stört die anderen oder spielt den Klassenkasper. Trotzdem verbringt es die Pausen auf dem Schulhof allein, weil ihm die anderen egal sind. Seine Überaktivität ist also eine Antwort auf die herausfordernde Gegenwart fremder

Zusammenfassung

Überaktivität

wechselhaft, dreht Kreise	Tuberculinum bovinum D200	monatl.
von einem Extrem ins andere	Medorrhinum D200	monatl.
brutal, furchtlos, weiß, was es will	Mercurius solubilis D30	wöchentl.
brutal, ängstlich, keine Identität, küsst alle	Veratrum album D30	wöchentl.
rechtfertigt sein Leben durch Fleiß	Anacardium D12	2 x tägl.
ringt seine Hände, fühlt sich schuldig	Kalium bromatum D12	2 x tägl.

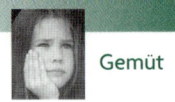

Menschen. Die unterdrückten Ängste zeigen sich besonders nachts, wo es unerwartet laut aufschreit, aber niemanden erkennt. Bei Vollmond schlafwandelt es, meist zwischen zwei und vier Uhr. Angst vor dem kommenden Tag überwältigt unser Kind auch morgens, wobei ihm meist übel ist und es manchmal erbricht. Durch Kalium bromatum wird es lernen, sich weniger als Unglücksbringer zu betrachten und die Schuld, die es auf sich nahm, jenen zurückzugeben, die sie ihm aufbürdeten.

Wutanfälle

Wer kennt sie nicht, die Zornausbrüche unserer Kinder! In der Regel werden sie durch Nichtigkeiten und Kleinigkeiten ausgelöst. Wesentlichkeiten regelt ein Kind mit vernünftiger Gelassenheit, selbst mit Liebreiz. Der Reiz des Widerspruches hat jedoch viele Auslösungen, die im sozialen Gefüge einer Familienstruktur oder/und im Gefüge der Gesellschaft zu finden sind.

Chamomilla D30

1 Gabe
bei Bedarf

– **unleidlich:** Sinnlose Wut, auf den Boden stampfen, sich auf den Boden werfen, Umsichschlagen. Das Kind ist schwer mit anderen Dingen abzulenken, wirft den angereichten Trost sowie Spielzeug, Bilderbuch durch die Gegend und schreit aus vollem Hals in hitziger, unleidlicher, schriller Tonlage durch die Gemäuer der Wohnung. Bis Sie es auf Ihren Arm nehmen und herumtragen, was bei solchem Zorn gewissermaßen Überwindung kostet. Denn lange besänftigt das Herumtragen nicht, eben bis zum nächsten Wutanfall, weil das verlangte Spielzeug nicht gefällt, jetzt dieses, dann jenes, bis alle in eine Ecke fliegen und wieder hervorgeholt werden. Auch die Oma weiß nicht mehr, was ihr Enkel will. Trösten Sie sich und Ihr Kind und geben Sie anstelle des nächsten Spielzeugs Chamomilla, um den Frieden unter allen im Hause vereinten Generationen wiederherzustellen.

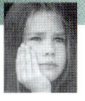

Staphisagria D30

1 Gabe
bei Bedarf

— **Folge von Tadel:** Ähnliches Verhalten zeigen übellaunige, mürrische Kinder mit lange unterdrücktem Zorn, die dann beim geringsten Tadel und Widerspruch in untröstliche Wutäußerung verfallen. Die Reaktionen sind noch heftiger als wie beschrieben, bei Chamomilla-bedürftigen Kindern. Angebotener Trost und einfallsreicher Zuspruch verschlimmern nur die Lage. Bevor Sie sich nervlich aufreiben und selbst mit zornigem Geschrei ein Ende herbeiführen wollen, geben Sie Staphisagria, eventuell zwei bis drei Tage. Dadurch wird sich auch die kindlich geschlechtliche Überreizbarkeit beruhigen.

Stramonium D30

1 Gabe
bei Bedarf

— **gewalttätig:** Eine letzte Zornessteigerung erleben wir erschreckend in gewalttätigen Äußerungen eines roten Kindes. Die geringste tröstliche Zuneigung erfährt eine unerwartete, unkontrollierbare Antwort, die Spielsachen werden zerstört. Das Kind ist blind vor Wut und braucht Stramonium, eventuell zwei bis drei Tage, bis sein Gesicht die tiefroten Wangen und Ohren und die zornesfunkelnden Augen verliert und sich gleichzeitig mit dem Gemüt seine geschlechtliche Überreiztheit besänftigt.

Hyoscyamus D30

1 Gabe
bei Bedarf

— **empfindungslos:** Eigenartig, dass fast alle wutentbrannten Kinder gleichzeitig geschlechtlich übererregt sind. Bei Erwachsenen wäre dieser Gedankengang umgekehrt zu folgern! Bei Letzteren wäre es denn verständlich, weniger verzeihlich, wenn sie bei ihren Zorneswallungen obszöne Wortgebilde auf ihre Umgebung loslassen. Wenn Kinder dasselbe tun, haben wir Grund, uns dessen zu schämen. So hochrot die Ohren des vorigen Kindes, so blass ist jenes, das mit Hyoscyamus besänftigt wird. Wild glänzende Augen und eine unbändige Kraft entwickeln aber beide, wenn der Teufel sie reitet.

Veratrum album D30

1 Gabe
bei Bedarf

— **manisch:** Noch eben die übelsten Worte um sich schleudernd, hängt das Kind im nächsten Augenblick der Mutter am Hals und küsst sie. Und gäbe es Veratrum album nicht, so hätten wir allen guten Grund, manchmal verzweifelt zu sein. Doch die Arzneien trösten uns!

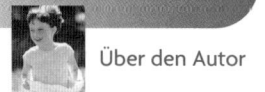

Autorenvita

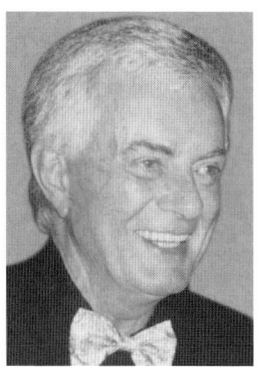

Dr. med. Norbert Enders studierte Medizin in Heidelberg, Lausanne und Tübingen. Nach seinem Studium übte er den Arztberuf etwa zehn Jahre lang aus. Beschränkt auf die Möglichkeiten der Schulmedizin konnte Dr. Enders seine persönlichen Vorstellungen vom Arzt-Sein nicht verwirklichen. Als ewig Suchender ging er deshalb zunächst zum humanitären Dienst in den fernen Osten, später zum Studium und zur Lehre der ethnischen Medizin nach Mittelamerika.

Nach zehnjähriger Kreuzfahrt fand Dr. Enders seine Bestimmung in der Begegnung mit der Homöopathie. Er studierte das Fach an der Wiener Schule unter Professor Dr. med. Mathias Dorcsi, dessen langjähriger Schüler und Freund er war.

Seit 25 Jahren praktiziert Dr. Enders erfolgreich in eigener Praxis und widmet sich außerdem der Lehre und Ausbildung von Laien und Ärzten sowie der volkstümlichen Verbreitung der Homöopathie. Zu diesem Zweck hat er auch zahlreiche Bücher geschrieben, die in vielen Auflagen im Haug-Verlag erschienen sind. Im letzten Jahr hat Dr. Enders seine Praxis nach Frankreich verlegt, wo er auch an neuen Projekten arbeitet.

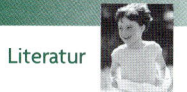

Literatur

Der Autor hat neben diesem Buch beim Karl F. Haug Verlag noch weitere Bücher veröffentlicht, die sich gegenseitig ergänzen. Im Einzelnen handelt es sich hierbei um:

Sachbücher

Homöopathie, eine Einführung in Bildern.
12,95 EUR (ISBN: 3-8304-0810-2)

Enders' Homöopathische Hausapotheke.
Wie Sie Erkrankungen vorbeugen. Was Sie selbst zu Hause tun können.
Mit den 178 wichtigsten Mitteln für Ihre Hausapotheke.
8. Aufl. 2000. 22,95 EUR
(ISBN: 3-8304-2038-2)

Enders' Handbuch Homöopathie.
Gesundheit für Sie und Ihre Familie:
Alle wichtigen Heilmittel und ihre richtige Anwendung.
Neuauflage 2002. 39,95 EUR
(ISBN: 3-8304-2071-4)

Die 'homöopathische' Frau.
Ein Lesebuch über die Leiden der Frau, auch für Männer.
27,95 EUR, (ISBN: 3-8304-0815-3)

Homöopathische Reisefibel.
Ein Begleiter für unbeschwertes Reisen.
(Homöopathie und Biologische Medizin).
12,95 EUR (ISBN: 3-8304-0814-5)

Homöopathische Heuschnupfenfibel.
Ein Lesebuch über Allergien, Asthma und auch Erkältungen.
(Homöopathie und Biologische Medizin).
17,95 EUR (ISBN: 3-8304-0811-09

Fachbücher

Bewährte Anwendung der homöopathischen Arznei. Bd.1:
Diagnosen und Beschwerden
Teil 1: Von Kopf bis Fuß.
Teil 2: Auslösung, Verfassung, Anlage
3. Aufl. 54,95 EUR (ISBN: 3-8304-0239-2)

Bewährte Anwendung der homöopathischen Arznei. Bd.2
Die Arznei und ihre Anwendung.
49,95 EUR (ISBN: 3-8304-0240-6)

Die homöopathische Arznei.
Kleine homöopathische Reihe. Bd.1
14,95 EUR (ISBN: 3-8304-0241-4)

Die homöopathische Begegnung.
Kunst der Anamnese.
Kleine homöopathische Reihe. Bd.2
19,95 EUR (ISBN: 3-8304-0242-2)

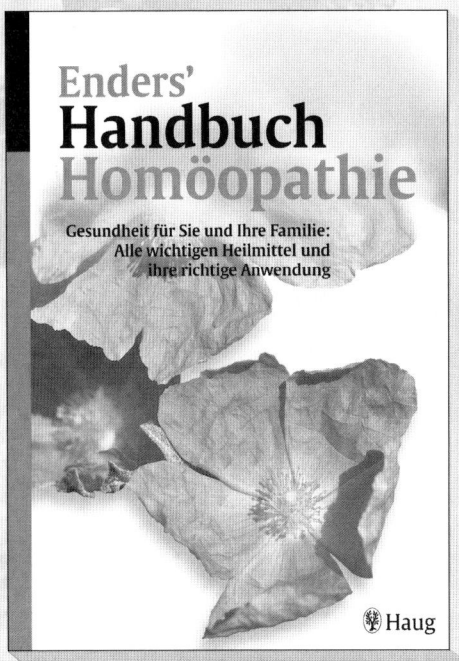
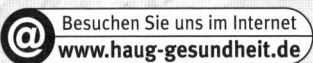
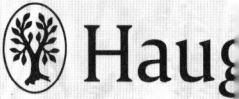